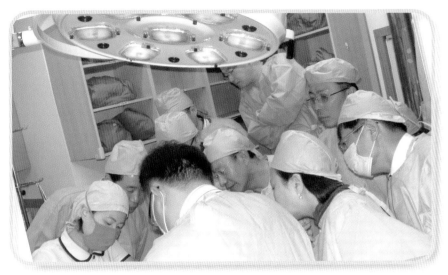

사보리네트워크 회원 원장들이 한 회원의 임플란트질성형 시술 시범을 지켜보고 있다.

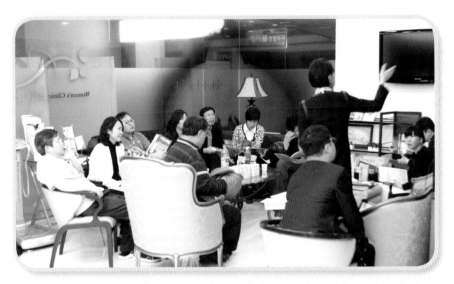

사보리네트워크 회원 원장들이 보다 완벽한 임플란트질성형 문제를 놓고 열띤 토론을 벌이고 있다.

임플란트질성형 어떻게 시술하나

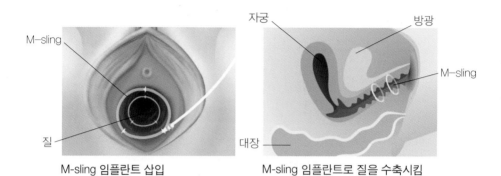

M-sling 임플란트 삽입

M-sling 임플란트로 질을 수축시킴

임플란트질성형 전과 후의 질 내부 비교

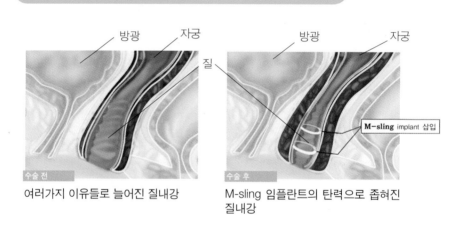

수술 전

수술 후

여러가지 이유들로 늘어진 질내강

M-sling 임플란트의 탄력으로 좁혀진 질내강

임플란트질성형의 5가지 최대 장점 !!

확실한 수축력

빠른 회복

성감의 극대화

여성의 성감보호

수술의 안전성

치마 속 성형의 세계

산부인과 의사들이 추천하는 행복한 밤을 위한 **질성형**

| 사보리네트워크 편저 |

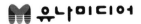 유나미디어

치마 속 성형의 세계

지 은 이 사보리네트워크
초판인쇄 2012년 9월 15일
초판발행 2012년 9월 20일

펴 낸 이 최두삼
펴 낸 곳 유나미디어
주　　소 서울특별시 중구 을지로3가 315-4
　　　　 을지빌딩 본관 702호
전　　화 (02)2276-0592
F A X (02)2276-0598
E-mail younamedia@hanmail.net
출판등록 1999년 4월6일 /제2-27902

ISBN 978-89-90146-15-1 / 03510

값 10,000원

치마 속 성형의 세계

산부인과 의사들이 추천하는 행복한 밤을 위한 **질성형**

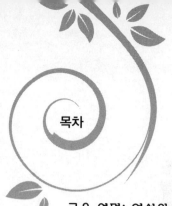

목차

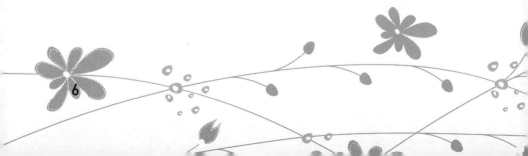

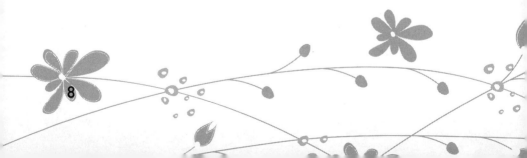

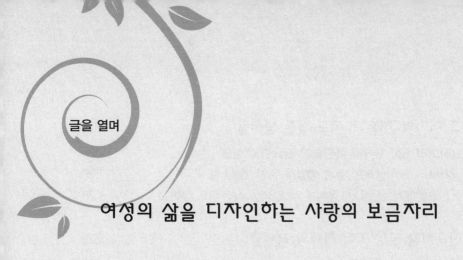

여성의 삶을 디자인하는 사랑의 보금자리

　지난 6년간의 결실을 모아 한 권의 책으로 출간하려 하니 처음 사보리 모임을 가졌던 날이 생각난다. 그날, 여성성형의 질적 향상을 위해 뜻있는 산부인과 전문의 몇 명이 종로의 한 호텔에 모여 가칭 '대한여성 임플란트질성형 연구회'라는 연구 모임을 결성했다. 당시, 대부분의 회원들은 국내에서 처음으로 시도된 임플란트질성형에 관심을 가지고 있었다.

　그 뒤, 연구회원들은 모임을 정례화하고 수많은 모임과 워크숍을 통해 임플란트질성형에 대한 서로의 경험을 공유하고 새로운 기술을 연구 발전시키면서 임플란트질성형술의 질적 향상을 도모했다. 그 과정에서 시행착오도 적지 않았지만 서로의 격려와 꾸준한 노력 덕택에 임플란트질성형술의 기법은 더욱 선진화·과학화될 수 있었고, 이제는 여성성형 분야에서 최고의 실력과 권위를 가진 전문가 그룹으로 정착하게 되었다고 감히 자부할 수 있다.

　초창기의 2~3년 동안 우리는 '임플란트질성형연구회'라는 다소 딱딱한 이름으로 모임을 지속했다. 그러던 중, 다소 전문적이고 학술적인 색채가 짙은 우리 모임의 명칭을 소프트하게 바꾸자는 생각을 하게 되었다. 우리의 모임이 여성의 삶 깊이, 좀 더 편안하고 따뜻하게 다가갈 수 있게 하기 위해서였다. 그리고

2008년, 전문의들의 병원 환자들을 대상으로 공모한 결과 한 여성 환자가 응모한 '사랑의 보금자리(사보리)'라는 명칭이 만장일치로 통과되었다.

사랑의 보금자리! 두고두고 생각해도, 남녀의 오묘한 이치를 아는 사람이라면 누구나 고개를 끄덕일 만한 실로 멋진 이름이다. 사실 진료실에서 여성성형과 관련한 상담을 하다 보면, 본의 아니게 그 여성의 남모를 고민과 내밀한 가정사까지 속속들이 듣게 되는 경우가 많다. 여성들의 성적인 고민은 한 여성의 삶의 질을 좌우하는 중대한 문제이기 때문이다.

사회적 편견 때문에, 수치심과 부끄러움 때문에 친한 친구에게도 내보이지 못한 아픈 속내를 드러내며 오열하는 여성을 볼 때마다 산부인과 의사이자 인생의 선배로서 안타까움과 함께 막중한 책임감을 느끼게 된다. 여성성형은 단순한 의술이 아니라 한 여성의 아픔을 어루만지고 치유하여 그녀의 삶을 리뉴얼된 사랑의 보금자리로 되돌려 드리는 보람된 일이다.

앞으로도 사보리네트워크는 여성들의 모든 성적인 고민에 진정성 있게 귀를 기울일 것이며, 더욱 발전된 의술과 사명감으로 여성들의 삶을 개선하기 위해 노력할 것이다.

현재, 사보리네트워크는 전국 각 지역별로 회원 병원을 두고 있다. 최근에는 사보리의 명성이 높아지면서 우리와 함께하고자 하는 선생님들도 상당히 많은 상황이다. 물론, 사보리네트워크가 축적한 노하우와 기술을 더 많은 선생님들에게 전수하고 싶은 마음은 간절하지만, 지역을 기준으로 회원을 선정하는 관계로 회원 수에 제한을 둘 수밖에 없는 점이 안타깝다. 그간 여러 창구를 통해 사보리 활동에 동참하고자 했던 의사 선생님들께서 너그럽게 양해해 주시기를 바란다.

요즘, 임플란트질성형에 대한 사회적 관심이 높아지면서 많은 병원에서 임플란트질성형술을 시도하고 있다. 하지만 이론적으로 간단해 보여도 실이 돌출되지 않는 등의 노하우가 쌓이려면 최소한 3년 이상의 임상 경험과 기술 축적이 필요하다. 숙련된 의사에게 시술을 받으면 불과 20~30분 안에 깔끔하게 끝날 수 있는 수술이지만, 그렇지 못한 경우에는 예기치 않은 여러 가지 부작용이 생길 수도 있다.

심지어, 임플란트질성형술을 한다고 선전하면서도 막상 고객이 상담을 청하면 "엠슬링 실이 돌출한다."는 식으로 비방을 하면서 결과적으로 다른 질성형술을 유도하기도 한다. 이는 의사의 부족함을 감추는 한편 임플란트질성형술의 발전을 위해 지난 몇 년간 부단히 애써 온 사보리네트워크의 명성에 흠집을 내는 처사라고밖에는 이해할 수 없다.

자신의 삶을 새롭게 디자인하고 싶은 여성들은 단지 '사랑의 보금자리'를 찾아오면 된다. 노련한 전문의에게 임플란트질성형술을 받으면 수술 후에도 출혈이 거의 없고 통증도 거의 없으므로 바로 일상생활이 가능하다.

또한 요실금 수술, 소음순 성형, 치질 수술 등과 같이 시술 받아도 전혀 문제가 없으며 고령의 여성에서 생기는 질 자궁탈출증에 쓰이는 기구인 페사리 사용으로 불편함으로 인한 고통이나 자궁적출술 없이도 간단히 입원 없이 영구적으로 해결할 수 있는 획기적인 수술방법이다. 사보리네트워크에서는 이 땅의 모든 여성들이 '사랑의 보금자리'에서 자신의 삶을 리뉴얼할 수 있도록 계속 기술 개발과 연구에 최선을 다 할 계획이다. 그리고 이 책의 내용은 가공한 이야기 아니라 사보리네트워크 회원들의 외래진료의 실제 경험 이야기를 토대로 꾸밈없이 옮겨 놓은 글임을 밝히는 바이다.

2012년 8월
사보리네트워크 회원 일동

제1장

부부를 위한
성 이야기

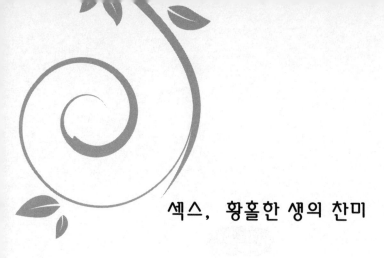

섹스, 황홀한 생의 찬미

플라톤(Plato)은 「향연(symposium)」에서 태초의 인간에 대해 이렇게 설명했다.

"우리 몸의 한쪽은 마치 납처럼 납작하지요. 그렇습니다. 우리들 각자는 한 인간으로부터 분리된 반쪽입니다. 그래서 사람마다 나머지 반쪽을 찾아다니는 겁니다."

플라톤은 인간이 원래 암수한몸의 자웅동체였다고 생각한 것이다. '섹스(sex)'의 어원은 라틴어 섹수스(sexus)로, "나누다, 떼어놓다"라는 뜻을 가지고 있다. 즉, 섹스에는 "사물을 둘로 분할하다"라는 뜻이 담겨 있는 것이다. 이는 마치 이성과의 성적 결합을 통해 쾌락을 얻으려는 인간의 원초적 열망을 설명하는 듯하다.

인간의 섹스는 성적 유희에 몸을 내던짐으로써 그 본성을 회복하려는 일종의 죽음과도 같은 경험이다. 사람들은 섹스로부터 활력과 기쁨을 얻고 남성 혹은 여성으로 완성되었다는 만족감을 얻는다. 섹스의 쾌락은 다른 모든 것을 포기할 수 있을 만큼 강렬하다. 프랑스의 문학가 조르주 바타유는 에로티시즘을 '죽음에 이르도록 황홀한 생의 찬미'라고 표현했다.

개인에 따라 차이는 있겠지만, 인간은 일생 동안 약 2000회의 섹스를 한다고 한다. 1회의 섹스에 소요되는 시간을 30분~1시간으로 가정할 때, 인간은 살면서 약 1500시간 동안 섹스를 하는 셈이다. 그것은 인간의 일생에서 약 0.002퍼센트에 해당하는 시간으로, 결코 많은 비중이라고 할 수는 없다.

그러나 이 0.002퍼센트의 시간을 갖기 위해 인간은 얼마나 많은 시간을 준비하고 번민하고 갈등하는가. 수많은 노력을 거쳐서 얻어낸 이 0.002퍼센트의 시간이야말로 우리 인생의 가장 행복하고 짜릿한 순간일 것이다.

그 짜릿하고 황홀한 순간에 대한 애착도, 세월 앞에는 장사가 없는 법이다. 열렬한 연애를 거쳐 결혼에 성공한 부부도 시간이 흐르면 서로에 대한 성적 열망이 식기 마련이다. 통계를 보자. 결혼 첫해에는 아내의 14퍼센트만이 성행위를 거부하지만 4년이 지나면 그 세 배에 이르는 43퍼센트가 성행위를 거부한다. 남편의 경우, 결혼 첫해에는 4퍼센트만이 성행위를 기피하지만 5년째가 되면 18퍼센트가 성행위를 기피한다. 물론 남편보다 아내의 비율이 두 배나 높지만, 시간이 지나면서 성관계를 기피하게 되는 것은 둘 다 마찬가지이다.

결혼 기간이 성행위에 미치는 영향은 어느 정도 아내의 신체적 변화와 관련이 있다. 아내가 나이가 들면 남편이 느끼는 성적 흥미와 성생활의 만족도가 크게 떨어지기 마련이다. 대부분의 남편들은 아내의 외모에 매우 민감하게 반응한다. 또한, 아이의 출생도 부부 간의 성행위 횟수에 커다란 영향을 미친다. 아이가 생기면 성행위 빈도는 결혼 첫 달에 가진 횟수의 약 3분의 1로 감소한다. 이는 아마도 아이를 양육하게 되면서 배우자에 대한 성적 관심이 줄어들기 때문일 것이다.

나이가 들면서 성에 대한 관심이 적어지는 것은 어느 정도 자연스러운 현상이다. 진짜 문제가 되는 것은 신체적인 결함이 없음에도 불구하고 자신도 모르게 섹스리스 부부가 되는 일이다. 알고 보면, 젊은 사람들 가운데도 섹스리스 부부가 상당히 많다. 우리나라의 경우, 한 달에 한 번도 성행위를 갖지 않는 섹스리스 부부가 무려 28퍼센트에 이른다. 그중 40대 부부의 비중이 가장 높고, 20대 부부도 12퍼센트가 섹스리스 커플이었다.

섹스리스 부부는 유독 우리나라와 일본에서만 나타나는 현상이다. 일본의 경우에는 섹스리스 부부의 비율이 30퍼센트 정도 된다. 다른 나라에서는 섹스 없이 부부 생활을 유지하는 경우가 거의 없다고 한다. 도대체 왜 이렇게 섹스리스 부부가 많아지는 것일까. 그 원인은 대체로 과중한 업무, 늦은 귀가, 여성의 지위가 향상되면서 남편의 섹스 요구를 거절하는 아내가 증가하는 것과 관련이 있다.

부부간의 원만한 성생활은 행복한 가정뿐만 아니라 이 사회를 유지·발전시키는 밑바탕이 된다. 아무리 겉으로 평온하고 행복해 보이더라도 섹스리스 부부라면 결코 완전한 부부라고 볼 수 없다.

섹스리스 문제는 한 가정의 뿌리를 흔드는 심각한 문제이므로 부부 간에 허심탄회하게 마음을 열고 이를 극복하기 위해 적극적으로 대화하고 노력해야 한다.

사빈리 TiP

섹스리스 부부로 만드는 여섯 가지 원인

1. 외도

성행위는 몸을 통해 이루어지지만 그 시작은 마음이다. 배우자의 외도나 도박, 음주, 구타, 정서적인 갈등 등은 서로 등을 돌리게 되는 원인이 된다. 때로는, 시댁이나 친정과의 갈등 때문에 섹스리스 커플이 되는 부부들도 있다.

2. 스트레스

스트레스는 인간의 성욕에 적지 않은 영향을 미친다. 눈앞의 위험이나 갈등 상황에서 벗어나기 위해 쾌락을 추구하는 본능이 억제되기 때문이다. 또한, 지속적인 스트레스는 성욕의 원동력이 되는 호르몬 안드로겐의 분비량을 저하시켜 발기력을 약화시킨다.

3. 전희 없는 섹스

여성은 시각적인 반응에 민감한 남성과 달리 다양하고 폭넓은 감각 수용 기관을 가지고 있다. 따라서 여성이 성적으로 흥분하기 위해서는 온몸의 성감대가 자극되어야 한다. 그러나 대부분의 남성들은 충분한 전희 없이 자신의 욕구만을 충족시키는 성행위를 한다. 전희가 없는 섹스의 반복은 섹스리스 커플이 되는 지름길이다. 섹스의 즐거움은 함께 나누는 데서 오는 것이기 때문이다.

4. 맞벌이

맞벌이가 일반화되면서 시간적인 여유를 얻지 못해 섹스를 하지 못하는 부부가 점점 늘고 있다. 특히, 어린 자녀가 있는 맞벌이 부부의 경우 10커플 중 7~8커플은 섹스리스 부부이다. 안 그래도 시간이 나지 않는 데다 과중한 육아 부담으로 인해 성욕이 생길 틈이 없는 탓이다.

5. 권태감

항상 일정한 방식으로 성행위를 하는 경우에도 쉽게 섹스리스 부부가 된다. 같은 장소에서 같은 상대와 똑같이 반복하는 섹스는 안정감은 있을지 모르지만 싫증을 느낄 수밖에 없다. 최근에는 권태기를 겪는 신혼부부가 늘고 있는데, 이는 결혼 전부터 이미 섹스를 해 온 까닭에 결혼 후 성생활에서 즐거움을 얻지 못하기 때문이다.

6. 가상현실 중독

인터넷이 대중화되면서 적지 않은 수의 남성들이 가상현실에서 성적 만족을 찾고 있다. 이 경우, 현실에서의 섹스를 기피하고 관음증으로 발전하거나 사디즘이나 마조히즘 같은 비정상적인 성행위, 페티시즘 등에 집착하면서 성도착증으로 발전할 가능성이 크다. 이처럼 비정상적인 성행위에 탐닉하다 보면 성기능이 저하되거나 성기능 장애로 이어져 섹스리스 부부가 되기 쉽고, 설사 섹스를 하더라도 만족하기가 어려워진다.

섹스리스 테스트

1. 특별한 이유 없이 1개월 가까이 섹스를 하지 않은 적이 있다.

2. 요즘 들어 섹스 횟수가 줄었지만 신경 쓰이지 않는다.

3. 섹스는 번거로운 것이다.

4. 섹스에 시간을 많이 투자할 필요가 없다.

5. 당신이 생각하는 섹스나 체위는 실제와는 차이가 많이 난다.

6. 지금도 상대방 몰래 자위행위를 할 때가 있다.

7. 이성에 대해 두렵거나 혐오스럽거나, 혹은 이해할 수 없다고 생각한 적이 있다.

8. 다른 사람이 나를 어떻게 생각할까 신경을 많이 쓰는 편이다.

9. 결혼한 것을 후회하고 있다.

10. 배우자 이외의 섹스파트너를 생각한 적이 있다.

11. 출산 후 섹스가 변하였다.

12. 아이들 생각을 하면 섹스가 잘 되지 않는다.

8개 이상	확실한 섹스리스. 문제의 근본을 찾고 해결하기 위해 전문가에게 상담을 요청할 필요가 있다.
6개 이상	섹스리스라고 단정적으로 말하면 일단 부정을 하지만, 속으로 고민하는 수준. 섹스리스로 가는 길목에 있다. 섹스가 뜸해진 원인을 따져 보고 부부 관계를 다시 정립해 볼 필요가 있다.
4개 이상	섹스리스는 아니지만 뭔가 부족한 부분이 있다. 두 사람 사이가 나쁘지 않으므로 지금부터라도 마음을 터놓고 대화를 한다면 좋아질 여지가 있다.
3개 이상	섹스리스는 아니지만 방심할 수는 없다. 지금까지 부부생활에 문제는 없었지만 매너리즘을 극복하고 활기를 찾으려고 꾸준히 노력하지 않으면 섹스리스 예비군으로 갈 수 있다.

밖으로 돌던 남편이 일찍 들어와요

산부인과 진료를 보는 중에 환자의 신세 한탄을 듣는 건 흔히 있는 일이다. 젊은 여성의 경우는 좀 다르지만, 중년 여성들은 주로 부부관계에서 생기는 갈등과 고민에 대한 이야기를 많이 한다. 남편이 바람이 나서 고민하는 환자도 있고, 일밖에 모르는 워커홀릭 남편 때문에 밤마다 독수공방이라는 환자도 있다.

1년 전에 질염 치료차 내원했던 그녀 역시 남편이 밖으로만 돈다며 한숨부터 내쉬었다. 처음에는 그냥 지나가는 소리로 흘려들었는데, 질경 삽입을 해보니 소음순이 길게 늘어져 있고 질도 많이 헐거워져 있었다. 여성의 질이 넓고 헐거워지면 성감이 떨어지고 부부간의 성적인 트러블로 이어지기 십상이다. 나는 조심스럽게 질성형과 길어진 소음순에 대한 이야기를 꺼내었다.

그러나 그녀는 그 문제에 대해서는 그다지 신경을 쓰지 않는 눈치였다. 본인이 개의치 않는 문제를 자꾸 꺼내는 것도 예의가 아닌지라 그날은 질염 치료만하고 돌려보냈다. 그런데 며칠 후 그녀가 상담을 신청해 왔다. 그 사이에 어디선가 질성형에 대한 이야기를 들은 모양이었다.

나는 그녀의 소음순과 질의 상태를 상세히 설명해 주었고, 얼마 후 그녀는 소음순 수술과 임플란트 질성형술을 받게 되었다. 수술 결과는 만족스러웠다. 몇 달 후 병원에 들른 그녀는 몰라볼 정도로 밝고 활기찬 모습이었다. 수심이 가득했던 옛 모습은 간데없고 웃음소리나 걸음걸이에서 당당한 자신감이 느껴졌다.

그녀는 수술 후의 비하인드 스토리를 내게만 살짝 전해 주었다. 밖으로만 돌던 남편이 이제는 회사가 끝나기가 무섭게 집으로 돌아온다는 이야기였다. 그 전엔 잠자리를 해도 무덤덤하고 의무적인 모습만 보이던 남편이 이제는 너무 만족스러워한다는 것이다. 진료실 앞에 서서 내게 연신 고맙다고, 고맙다고 말하던 그녀의 행복해하던 모습이 오래도록 지워지지 않는다.

사랑의 고독

　섹스의 가장 중요한 역할은 종족 번식이다. 이는 오르가슴이 수태를 돕는다는 사실에서 잘 나타난다. 여성들은 사정 후 30분 이전에 대체로 35퍼센트의 정자를 배출한다. 반면, 오르가슴을 느낀 경우에는 정자의 70퍼센트를 체내에 그대로 둔 채 30퍼센트만을 배출한다. 즉, 오르가슴을 경험하지 못했을 때 더 많은 정자를 배출하는 것이다. 결국, 여성의 오르가슴은 질 속의 정자를 자궁경부와 자궁 안으로 끌어들여 수정 확률을 높이는 기능을 한다. 또한, 여성이 오르가슴에 이를 확률은 결혼한 상대와의 성관계에서 2~5배 더 높다. 다시 말해, 여성의 오르가슴은 장기적으로 헌신하는 남성과의 사이에서 가장 흔하다.

　다른 동물과 달리 인간은 섹스를 통해 색다른 기능을 발달시켰다. 그것은 바로 파트너와 유대하고 그 관계를 유지하는 기능이다.

　발정기가 되면 시각, 후각적 단서를 통해 수컷을 유혹하는 포유류

암컷과 달리 여성은 이렇다 할 신호를 보내지 않는다. 이제, 남성들이 복잡해졌다. 생존을 책임져야 하는 가장이 24시간 아내를 감시하면서 외부의 접근을 차단할 수는 없기 때문이다. 이에 대한, 하나의 해결책이 곧 결혼이었다. 결혼은 남편에게 아내 감시의 부담을 줄여 주고 번식에도 커다란 이득이 되는 일이었다.

이런 과정을 거쳐 인간은 다른 포유류와 달리 언제나 섹스할 수 있는 존재로 진화했다. 그리고 인간의 성행위에서는 정서적 교감과 성적 쾌락이 중요한 요소로 자리 잡게 됐다. 단지 종족 번식을 위한 성행위가 아니라 사랑하는 사람을 갈망하고 그 사람의 인간적인 가치까지를 고려하는 행위로 발전한 것이다. 연인의 섹스는 사랑을 더욱 깊게 하는 동시에 두 사람의 관계를 더욱더 견고하게 만든다.

사랑과 섹스를 통해 인간 본연의 외로움과 고독함이 사라지는 것은 아니다. 이는 섹스가 내포하고 있는 모순 때문이다. 섹스를 하면서 인간은 자아의 경계를 넘어 사랑하는 사람과 몸과 마음, 몸과 영혼이 일치하는 경험을 하게 된다. 동시에, 섹스는 연인이 나의 밖에 존재하는 독립된 개체임을 절실히 깨닫는 순간이기도 하다. 섹스란 결국 개인을 초월하는 사랑인 동시에 단절된 주체로서의 자기 자신을 인식하는 일이다.

때로, 사랑의 모순은 사람을 깊은 절망에 빠뜨리기도 한다. 프레데릭 폰테인(Frederic Fonteyne) 감독의 영화 '포르노그래픽 어페어(Une Liasion Pornographique)'는 남녀 관계에 있어서의 사랑과 섹스, 영혼과 몸의 이분법적인 딜레마를 적절하게 표현하고 있다. 영화의 줄거리는 대체로 다음과 같다.

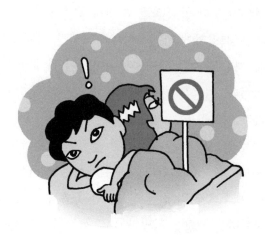

　한 여자(나탈리 베이)가 어느 잡지에 섹스 파트너를 구하는 광고를 낸다. 이를 본 남자(로랑 루카)는 인터넷을 통해 만남을 시도하고, 두 사람은 곧 카페에서 만나 몇 마디 인사를 나눈 뒤 바로 호텔로 가 섹스를 한다. 그런데 6개월 후, 두 사람은 진짜 사랑에 빠지고 만다. 그 순간, 여자와 남자는 이별할 것인가, 함께할 것인가 하는 딜레마에 빠지게 된다. 그러나 두 사람의 사랑과 섹스는 더 이상 이어지지 못한다. 영화의 후반부에서 여자는 남자에게 사랑의 감정을 고백하지만 남자는 그녀의 표정을 보고 이별하고 싶어 한다고 생각한다.

　이처럼, 그것이 몸이든 영혼이든 사람이 완전하게 교감하는 일은 매우 어렵다. 인간 사이의 소통은 불완전하며, 현대인이 영혼보다 몸에 집착하는 경향이 강한 것은 바로 그 때문이다. 의사소통 부재로 인한 관계의 단절, 이 영화는 사랑과 섹스를 매개로 바로 이 점을 말한다.

　현대인은 고독하며, 그로 인해 끊임없이 누군가를 그리워한다. 하지만 도시에서 사람과 사람이 인간적인 관계를 맺을 수 있는 방법은 마땅치 않다. 그 때문에 현대인은 즉흥적인 만남을 통해 순간의 고립감을 해소하고 또다시 혼자의 방으로 되돌아와야 한다.

한국 여성들 또한 이러한 점에서는 '포르노그래픽 어페어'의 여자주인공과 다를 바가 없다. 사랑과 섹스에 관한 한 한국 여성들은 고독하다. 만족스러운 삶에 성생활이 필수적인지를 묻는 질문에 한국여성의 85퍼센트가 동의했다. 이와 반대로, 스스로의 성생활에 만족하는 한국 여성은 단지 11퍼센트에 불과했다. 사회적 지위 향상과 함께 여성들도 성을 삶의 질의 문제로 이해하는 지금, 왜 이런 문제가생기는 걸까? 이는 아마도 이 사회에서 꾸려 가는 삶이 그만큼 빠르고 각박하기 때문일 것이다.

똑같은 결혼생활을 해도 남녀 간에 온도차가 있기 마련이다. 신혼인 아내의 경우 8퍼센트가 남편이 사랑을 잘 표현하지 않는다고 불평하지만 결혼 4년차가 되면 이는 18퍼센트로 크게 늘어난다. 반면, 신혼 시기의 남편의 경우 4퍼센트가 아내가 사랑을 잘 표현하지 않는다고 불평하고 결혼 4년차가 되면 이는 8퍼센트가 된다. 이런 일이 일어나는 것은 아내들이 남편에게 자기가 원하는 것을 당당하게 요구하지 못하기 때문이다. 여성들은 무의식적으로 남자들이 요구가 적고순종적인 여자를 더 좋아한다고 생각한다. 또, 용기를 내어 남성에게요구한다 해도 묵살당할 가능성이 더 크다고 생각한다.

《당신이 나를 위한 바로 그 사람인가요(Are You The One For me?)》의 저자 바버라 앤절리스는 "여자가 원하는 것을 부탁하기 위해서는 수천 년 동안 형성된 유전학 법칙에 저항해야 한다."고 했다.

다행히도, 요즘에는 여성들도 삶의 질을 높이기 위해 보다 적극적으로 성에 접근하는 경우가 많아지고 있다. 그 하나의 예는 여성성형에 대한 인식이 점점 보편화되고 있다는 점이다. 아름다움을 위해 얼굴이나 몸매를 수술하듯이 여성성형을 통해 성적 자신감을 되찾으려는 여성들이 점점 증가하는 것이다.

20세기 초반 겨우 40~50세에 불과했던 한국인의 평균 수명은 현재 80세에 육박하고 있다. 더구나, 인간의 수명은 점점 더 늘어나 앞으로는 120세까지 살 수 있다고 한다. 여성은 보통 40~55세(평균 46.7세)에 폐경이 된다. 하지만 《서드 에이지(Third-age)》의 저자 윌리엄 새들러는 현대 사회에서 중년기에 접어든 40세 이후의 30년(서드 에이지)이 가장 중요하다고 말한다. 즉, '장수 혁명'에서 비롯된 '세 번째 연령기'는 '2차 배움과 성장을 통해 자기실현을 추구하는 30년의 보너스'라는 것이다. 이는 물론 여성의 사랑과 섹스에도 적용되는 말이다. 갱년기는 뒤로 물러날 준비를 하는 때가 아니라 오히려 새로운 삶을 추구하고 도전해야 할 시기이다.

여가궁합을 맞추자

궁합이 잘 맞는다는 것은 꼭 침대 위에서의 속궁합만 이야기하는 것은 아니다. 금슬 좋은 부부가 되려면 여가궁합이 맞아야 한다. 부부간에 공통의 관심사나 취미활동을 통해 많은 시간을 함께 나누는 것이 중요하다는 이야기다. 공연이나 영화를 보거나 맛있는 것을 찾아다니거나 여행을 떠나는 등 부부간에 함께하는 여가생활이 많아질수록 두 사람의 공통분모가 많아지게 되고, 섹스 코드도 상당 부분 일치할 수 있게 된다.

진료실에서 온 편지

자신감 되찾은 그녀

40대 가정주부인 그녀는 두 아이를 낳고 질이 많이 헐거워진 상태였다. 그러나 그보다 더욱 걱정스러운 것은 너무나 자신감이 없어 뵈는 그녀의 모습이었다. '사람이 어쩌면 저렇게 기운이 없어 보일까.' 싶을 정도로 얼굴에서 생기라고는 전혀 찾아볼 수 없었다. 그녀의 이야기를 들어 보았다.

"둘째아이를 낳고부터 남편과의 관계가 뜸해지기 시작했어요. 별로 생각도 없고, 어쩌다 관계를 가져도 의무적으로 응하고 귀찮다며 투덜거리기 일쑤였지요. 그러다 보니 잠자리의 횟수가 점점 줄어들었고, 어느 순간부터 남편의 태도가 달라지기 시작했어요. 말도 험하게 하고 저를 무시하기 일쑤였죠. 바람을 피우는 것 같은 느낌도 들었어요. 너무 속이 답답해서 이런저런 속내를 친구에게 털어놓다가 질성형 수술이 있다는 걸 알게 되었고, 용기를 내서 병원을 찾게 되었어요."

자신의 이야기를 하는 목소리조차 너무나 힘이 없었다. 의사지만 같은 여자로서 이런 사연을 들을 때마다 정말 마음이 아프고, 어떻게든 도움을 주고 싶다는 생각이 절로 든다.

"질성형을 해서 남편과의 잠자리가 좋아지면 남편도 예전의 모습으로 돌아올 수 있지 않을까요?"

조심스러운 그녀의 질문에서 한 올의 작은 희망이라도 붙잡고 싶은 간절한 마음이 그대로 묻어 나왔다. 나는 적극적으로 도울 테니 걱정 말라고 그녀를 안심시켰다.

나는 여성의 성감을 보호하면서 남성의 성감을 극대화할 수 있는 임플란트 질성형을 추천하였고, 며칠 후 수술을 시행하였다. 나는 수술 후 그녀의 손을 잡고 말했다.

"수술이 잘되었으니 아무 걱정하지 마세요. 이제 환자분에게는 잘될 일만 남아 있어요. 그간에 있었던 나쁜 일은 툭툭 털어버리시고, 자신감을 가지세요."

그 후 두 달이 지난 뒤, 반가운 손님이 찾아왔다. 바로 그녀였다. 두 달 전의 기운 없고 침울했던 모습은 간데없이 사라지고, 웃음기 가득한 그녀의 얼굴에는 자신감이 넘쳐흘렀다.

"세상에, 못 알아볼 뻔했어요! 얼굴이 정말 좋아지셨네요. 요즘 어떠세요?"

그녀는 내 손을 덥석 잡으며 말했다.

"원장님, 감사합니다! 정말 남편이 달라졌어요. 180도 달라졌다고 해도 과언이 아니에요."

그녀는 수술 후 남편이 달라진 이야기며, 중년의 나이에 다시 찾은 행복에 대해서 자랑스럽게 말했다. 진료실을 나가기 전에 그녀는 나를 돌아보며 말했다.

  "원장님, 다시 한 번 감사드려요. 원장님은 정말 제 우울한 인생을 바꿔 주신 은인이세요. 이젠 매사에 자신감이 생겨요."

  그녀는 연거푸 감사하단 인사를 하며 문을 나섰다. 나는 흐뭇한 얼굴로 그녀의 뒷모습을 바라보았다. 물론 나는 그녀 남편의 태도가 달라진 것이 꼭 수술 때문이라고는 생각하지 않는다. 오히려 질성형을 통해 자신감을 회복한 그녀의 변화된 태도가 남편을 달라지게 한 것은 아니었을까.

  두 달 만에 병원을 찾은 그녀의 모습은 놀라울 정도로 변화돼 있었다. 그녀의 이런 당당한 모습은 필시 남편과의 잠자리에서뿐 아니라 일상생활에서도 드러났을 것이고, 남편의 변화를 이끄는 중요한 동력이 되었을 것이다. 그런 의미에서, 임플란트질성형은 여자의 몸과 마음을 치유해 주는 수술이 아닐까 생각해 본다.

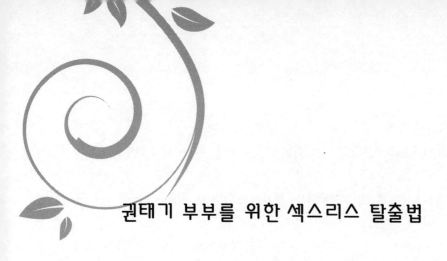

권태기 부부를 위한 섹스리스 탈출법

섹스 횟수가 줄어들면서 부부간의 사이도 멀어지는 경우가 많다. 섹스는 사랑을 확인하는 육체의 대화이기 때문이다. 아래에 권태기 부부를 위한 섹스리스 탈출법을 정리하였다.

1. 대화하라

부부 관계는 두 사람 사이에서 일어나므로 원활한 의사소통을 위해 노력해야 한다. 그것이 무엇이든 서로의 의견에 귀 기울이고 충분한 대화를 통해 불만을 풀어야 한다. 누구든 먼저 마음의 문을 열고 열린 마음으로 대화하려는 노력이 필요하다. 사실, 연습이 되어 있지 않은 부부에게는 섹스에 대한 대화가 다소 부담스러울 수밖에 없다. 그런 상황에서 우는 소리를 하거나 끊임없이 투덜댄다면 어떤 결과가 있겠는가. 이 세상에 불평 듣는 것을 좋아하는 사람은 아무도 없다. 투정과 잔소리에는 투정과 잔소리로 맞서는 것이 인지상정이다. 자신이 배우자에게 투덜대고 있다는 생각이 들면 스스로에게 묻자. '지금 내가 진짜로 원하는 것은 무엇인가?' 그러면 자신의 생각을 간결하게 전달할 수 있을 것이다.

또한, 이때 배우자가 아니라 그의 행동에 대해 문제의식을 느끼고 있음을 분명하게 하자. 상대방의 잘못을 들추어내면 감정이 상하기 때문에 원활한 의사소통을 하기가 어렵다. 특히, 아내가 성에 대한 의견을 제시하면 남편들은 자신이 뭔가 잘못한 것이라고 오해하기 쉽다. 남편을 공격하려는 의도가 아님을 분명하게 하자. 또한, 남성은 여성과의 대화에 서툴고 감정 표현에 능숙하지 못한 경우가 많다. 남편은 직설적으로 말하기보다는 조금 답답하더라도 긍정적인 자세로 아내의 말을 경청하자.

섹스에 대해 대화할 때는 허심탄회하게 이야기해야 한다. 그래야만 진심으로 원하는 것을 배우자에게 알릴 수 있다. 특히, 다른 사람과의 비교는 금물이다. 그런 말은 배우자의 자존심을 건드리고 의심을 살 수 있으므로 대화에 도움이 되지 않는다. 원래, 섹스에는 이것이 정답

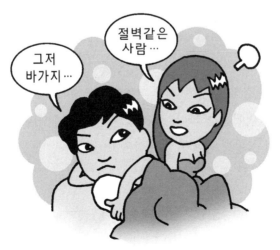

이라고 할 수 있는 기준이 없다. 인내하면서 이야기를 되풀이하다 보면 자연스럽게 실마리가 보이고 서로 합의점을 찾을 수 있을 것이다.

2. 칭찬하라

부부 관계에 있어서도 칭찬은 최고의 미덕이다. 자신에게 성적 매력이 있다는 자부심이야말로 적극적으로 섹스에 임할 수 있는 출발점이다. 다소 부족한 점이 있더라도 서로를 배려하고 이해한다면 섹스가 훨씬 더 즐거운 일이 될 것이다. 또한, 부부 관계가 수직적이 아니라 수평적일 때 성적인 쾌감을 충분히 개발할 수 있다. 중요한 것은 아내의 기를 살려야 보다 행복한 섹스가 이루어진다는 점이다. 섹스가 여성의 몸 안에서 일어난다는 점을 잊지 말자.

3. 배려하라

남성에게 있어 섹스는 일종의 휴식이다. 남성은 오르가슴을 통해 쌓였던 긴장을 해소한다. 또한, 남성은 감정적으로 표현하지 못하는 것을 육체적으로 표현하기 위해 섹스를 한다. 새 직장을 구하거나, 대출금 상환 문제로 고민하거나, 기타 여러 가지 갈등을 해소해야 할 일이 있을 때 남자는 섹스를 통해 감정을 해소하고자 한다. 남자가 섹스를 통해 해결하지 못할 일은 거의 없다. 따라서 남편의 요구를 거절할 때는 요령이 필요하다. 실제로 몸이 좋지 않거나 힘겨울 때는 남편의 기분이 상하지 않도록 배려하며 거절해야 한다.

4. 남편이 조금 더 희생하라

직장에 다니면서 아이를 양육하고 가사를 돌보는 일은 상당한 노동과 헌신을 요구하는 일이다. 맞벌이 부부의 경우, 가사를 분담할 수 있는 묘책을 찾아내 아내의 스트레스를 덜어 주어야 한다. 시간 부족, 피곤함을 핑계로 아내에게 가사 노동을 전가하면 결국 섹스와도 멀어지게 된다. 남편이 조금 더 희생하면 섹스리스 커플이 되는 일은 없을 것이다. 또한, 가사와 양육에서 벗어나 때때로 둘만의 시간을 갖는다면 더 좋은 결과를 얻게 될 것이다.

5. 다양하게 시도하라

신체 구조나 생물학적 특성상 아무래도 남성은 섹스에서 능동적인 역할을 떠맡게 된다. 다만, 이로 인해 남편들은 이따금 섹스에 대한 스트레스에 시달리게 된다. 이른바, '의무 방어전'이 한 예가 될 것이다. 사람들은 여전히 남성의 리드에 따라 성행위가 성공하거나 실패한다고 생각하는 경향이 있다. 따라서 그 성패에 대한 책임을 남편이 져야 하는 경우가 많다. 하지만 부부간의 섹스는 일방적인 봉사나 의무 활동이 아니다. 행복한 섹스는 남편과 아내가 서로 노력하는 만큼 주어지는 것임을 충분히 이해하자.

또, 무언가 새로운 시도를 했을 때 아내가 시큰둥하거나 불쾌해하면 남편은 당황할 수밖에 없다. 남편이 터무니없는 제안을 하지 않는 한 가급적 다양한 시도를 해 보는 것도 부부 관계에 도움이 될 수 있다. 그를 통해 무미건조하고 천편일률적인 섹스에서 벗어날 수 있기 때문이다. 가능한 한 마음을 열고 새로운 것을 받아들이는 데 익숙해

지자. 아내가 성의를 보이면 남편의 기분이 고조되어 한층 분위기가 좋아질 것이다. 섹스에대한 열정은 부끄러운 일이 아니라 오히려 부부의 사랑을 키워 나가는 원동력이 된다. 현대 사회에서는 성의 주도권이 남성과 여성 모두에게 있음을 기억하자.

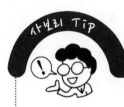

사빈리 Tip
가끔은 집을 벗어나 보자

아이들이 커 가는 과정에 참으로 난감한 것이 부부 사이에 싹트는 섹스 욕구다. 서로 기다리다가 아이들보다 먼저 잠들기 일쑤고, 어쩌다 한번 해 볼라치면 혹시나 아이들이 깰까 봐 노심초사하다가 느낌은커녕 서로 별 감흥도 없이 섹스가 끝나 버리는 경우가 허다하다.

카섹스도 시도해 봤지만 이것도 여의치가 않다. 어둑한 공원은 무섭고, 사람이 많이 오가는 곳은 불안하고, 서너 번의 시도 끝에 포기하고 만다.

이럴 땐 과감하게 시어머니나 친정어머니에게 아이들을 맡기고 집을 나서 보자. 낯선 모텔, 그 누구의 방해도 받지 않는 곳에서 둘만의 오붓한 시간을 가져 보라. 평소에 하지 않던 과감한 체위도 스스럼없이 시도하며 적극적으로 섹스에 임하는 자신을 발견할 수 있을 것이다. 그 하룻밤만은 살림과 육아의 부담에서 해방되어 둘만의 공간에서 야한 밤을 보내 보자. 한 달쯤은 버틸 수 있는 에너지가 충전될 것이다.

여자가 더 사랑해야 행복할까, 남자가 더 사랑해야 행복할까?

많은 미혼 남녀가 결혼을 앞두고 한번쯤 고민을 하게 된다. 사랑이란 주제는 같지만, 남자 여자가 생각하는 게 조금은 다를 수밖에 없기 때문이다.

이 남자가 얼마나 나를 사랑할까? 이 남자가 나를 영원히 사랑해 줄 수 있을까?

난 이 여자를 얼마나 사랑할까? 난 이 여자를 영원히 사랑해 줄 수 있을까?

어릴 때 나는 궁금한 것이 참 많은 아이였다. 초등학교 시절, 도로변의 사진관 앞을 지날 때마다 나는 유리벽에 전시된 결혼사진을 유심히 보곤 했다. 거기에는 어린 나를 홀릴 만큼 어여쁜 신부가 수줍은 미소를 머금고 있었고, 그 옆에는 내 눈에는 별로 멋져 보이지도 않는, 야수 같은 신랑이 있었다. 정말이지 그때 나는 너무나 궁금했다.

'저렇게 예쁜 신부가 왜 저런 남자랑 결혼했을까? 저렇게 예쁜 신부라면 의당 멋지고 잘생긴 남자와 결혼해야 맞는 것 아닐까? 저 여자 눈이 삐었나? 강제로 어쩔 수 없이 결혼한 것일까?……'

나의 의문은 오래도록 풀리지 않았다. 그 의문이 풀리기 시작한 것은 세월이 흘러 청년이 되고 어른이 된 후였다.

진료를 하다 보면 가끔 결혼을 앞둔 남녀의 이성 문제를 상담해 줄 때가 있다. 그때마다 나는 미혼 여성들에게 이렇게 이야기하곤 한다.

"여자가 남자를 사랑하는 것보다 남자가 여자를 더 사랑해야 그 결혼이 행복하고 오래 지속됩니다."

남자의 반응은 시큰둥한데 여자 쪽에서 남자를 너무 사랑하고 이해하여 결혼하는 경우에는 100퍼센트 행복한 가정을 꾸려 나가리라고 보장할 수 없다는 이야기이다. 반대로 여자는 시큰둥하지만 남자가 여자를 너무 사랑해서 결혼한 경우라면, 그 커플은 행복한 가정을 오래도록 꾸려 나갈 가능성이 매우 높다. 여자들은 남편의 사랑의 힘으로 가정을 꾸려 나간다. 남편이 아내를 지켜 주고 배려해 주고 사랑하는 한에선 어떤 희생도 할 수 있는 존재가 아내인 것 같다. 그리고 남편의 더 큰 사랑을 받기 위해서라면 예쁜이수술 같은 겁나고 두려운 수술도 용기 있게 받는 것이 '여자의 마음'이 아닐까. 평소에는 연약하고 겁 많은 여자이지만, 사랑을 위해 큰 용기를 낼 줄 아는 여성들에게 경외심을 느낄 때가 많다.

진료실에서 온 편지

부부 권태기 극복하기!

하나. 결혼과 동시에 시작되는 여러 가지 일들로 인해서 두 부부만의 시간이 절대적으로 부족하다. 이러한 시간들을 만들 수 있는 계기를 만들어 보도록 하자.

아빠와 엄마로서의 일들이 아닌, 그리고 회사 일들이 아닌 두 사람만의 아름다운 향기를 느낄 수 있도록 시간을 만들어 보도록 하자. 한 가정이란 울타리 안에서 두 부부만의 결합이 얼마나 중요한지를 생각해 보자.

둘. 아내와 남편을 위한 장점이 뭔지를 서로가 관찰해 보도록 하자.

아주 작은 장점부터 찾아보도록 하자 긍정적인 입장을 가지고 먼저 생각해 보도록 한다. 매일매일 서로의 장점을 하나, 둘씩 메모하고 붙여 두면서 서로

가 읽어 주도록 한다.

셋, 잠자리를 가질 때 서로가 원하는 포지션이나 애무 방법의 태도 등을 숨기지 말고 얘기하도록 한다. 두 사람의 성감을 서로 높일 수 있는 방법이 무엇인지를 한번 생각해 보도록 하자.

넷째, 성감이란 것은 한사람의 만족을 채우는 것이 아니기 때문에 적절한 시간과 두 사람의 태도 등을 잘 고려해야만 한다.

어느 한쪽의 배려가 필요할 때가 있을 것이다. 남자보다 여자들은 성감을 느끼는 시간이 많이 필요하기 때문에 두 사람이 느낄 수 있는 애무를 어떻게 할 수 있는지를 생각해 보는 것도 한 방법이라고 할 수 있다. 잠자리를 가지기 전에 가벼운 와인 한 잔을 하는 것도 도움이 될 수 있을 것이다.

사브리 Tip

당신의 섹스는 얼마짜리 입니까?

다트머스대학교의 데이비드 블랭크플라워 교수는 섹스의 가치를 경제적으로 수량화하는 연구를 진행했다. 이에 의하면, 섹스 횟수가 한 달에 한 번에서 일주일에 한 번으로 늘어나면 통장에 5만 달러를 저축한 것만큼 행복지수가 올라간다고 한다. 주 1회의 섹스가 6000만 원의 가치가 있다는 얘기다. 결국, 원만한 결혼 생활을 지속하는 부부는 연간 10만 달러 정도의 행복감을 저축하는 셈이다.

평화로운 섹스

　찰스 다윈은 1세기 훨씬 전에 '짝짓기'에 대해 재미있는 가설 하나를 제시했다. 공작 수컷의 경우, 포식자의 눈에 더 잘 띄어 생존에 해가 될 것이 분명한데도 어떻게 화려한 깃털을 갖게 되었을까? 다윈은 공작의 꼬리가 배우자를 얻는 경쟁에서 중요한 역할을 하기 때문에 번식 성공률이 더 높아진다고 설명했다. 즉, 오늘날 공작 수컷들이 모두 눈부신 깃털을 뽐내는 까닭은 진화의 역사를 통해 공작 암컷들이 아름답고 현란한 수컷들과 짝짓기하는 것을 더 선호했기 때문이다.

　영장류인 인간 역시 이러한 성 선택의 과정을 겪었다. 그 가운데 재미있는 것 중 하나가 바로 남성의 페니스 크기이다. 남성은 다른 동물에 비해 매우 거대한 성기를 지닌 존재이다. 인간보다 훨씬 큰 고릴라의 페니스는 발기한 경우에도 4㎝에 불과하다.

　그렇다면 남성의 페니스는 어떤 이유로 이렇게 거대해졌을까? 생물학적으로 남성의 페니스 크기는 힘과 권력을 상징한다. 이는 여성이 페니스가 큰 남성을 선호해서가 아니라 남성이 스스로를 과시하도록 진화했기 때문이다. 둥지를 지키며 출산과 양육을 담당해야 하는 여성에게는 남성의 경제적, 물질적 지원이 중요할 수밖에 없다. 즉, 남성은 자신의 능력을 과시함으로써 아름다운 여성을 선택하고 종족을 보존하려 드는 것이다.

사실, 과시욕과 같은 남성적인 특징들은 남성 호르몬인 테스토스테론과 관계된다. 이와 관련된 몇 가지 특징을 나열해 보면 다음과 같다. 남성은 천성적으로 경쟁하기를 좋아한다. 남성은 불특정 다수의 여성과 섹스하고 싶다는 욕망을 가진다. 교통 신호등 앞에서 자동차 경적을 울려 대는 운전자의 92퍼센트는 남성이다. 도둑의 96퍼센트, 살인자의 88퍼센트 역시 남성이다. 또한, 변태적인 섹스를 추구하는 사람도 대부분 남자이다.

포르노 영화에는 남성의 성기를 여성의 입 속 깊이 집어넣거나 여자가 남성의 정액을 삼키는 행위, 항문 성교 등이 자주 등장한다. 물론, 그런 것을 좋아하는 여성이 없는 것은 아니다. 다만, 그런 식의 성적 취향을 지닌 여성은 전체의 1퍼센트에도 못 미치며, 대개 테스토스테론의 수치가 높은 여성들이다.

섹스를 밝히는 여성 색정광 이미지는 20세기 말에 생겨난 것이다. 섹스 산업의 발전과 함께 기업들은 상품 판매를 위해 전략적으로 그런 이미지를 고안해 냈다. 즉, 일종의 허위의식인 셈이다. 실제에 있어 여성들의 성적 취향은 이와는 크게 다르다. 아내들은 남편의 페니스 크기에는 크게 관심이 없다. 크고 두꺼운 페니스는 질액을 마르게 해서 성교통을 유발시킬 뿐이다. 여자들에게는 오히려 짧고 가늘고

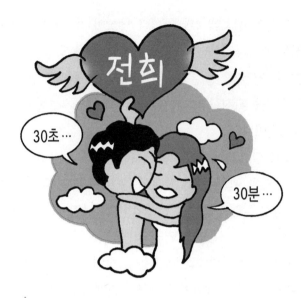

딱딱한 페니스가 훨씬 낫다. 또, 아내들은 남편이 침실에서 기예를 펼치기를 원하지 않으며, 하룻밤에 남편이 몇 번을 하든 크게 신경 쓰지 않는다.

여자와 남자는 다른 이유로 섹스를 한다. 여자는 로맨스와 사랑을 꿈꾸며 새로운 관계를 시작하고, 섹스는 그 결과일 뿐이다. 여성은 성적으로 흥분하기 전에 어느 정도의 감정 교류를 원한다. 섹스 전에 오랜 시간에 걸쳐 사랑을 받고 대화를 나누기를 바라는 것이다. 대부분의 여자들에게는 최소한 30분의 전희가 필요하다. 여성의 성욕은 전기 오븐과 비슷해서 천천히 뜨거워지고 또 천천히 식는다. 여성은 섹스가 끝나면 성호르몬이 최고조에 달하면서 서서히 현실로 돌아올 준비를 한다. 그동안 여성은 남성이 애무하고, 안아 주고, 달콤한 이야기를 속삭여 주기 바란다.

반면, 남성은 전희는 30초면 충분하다고 생각한다. 또, 섹스가 끝나면 자거나 담배를 피우는 등 뭔가 다른 일을 한다. 남성은 오르가슴에 이르는 동안 잠시 자기 통제력을 상실한다. 이로 인해, 섹스가 끝나자마자 잃어버린 자기 통제력을 되찾기 위해 뭔가 다른 일을 하는 것이다. 남성의 성욕은 전자레인지처럼 순식간에 뜨거워지고 또 순식간에 식는다. 일단 감정적 유대가 형성되면 여성들이 3개월에서 6개월까지 기꺼이 섹스한다는 사실을 남성들은 모른다.

흔히, 사람들은 남성을 일컬어 '늑대'라고 한다. 하지만 알고 보면 늑대는 매우 품위 있는 동물이다. 늑대 수컷은 죽을 때까지 한 마리의 암컷만을 사랑하고, 암컷이 죽으면 평생 독신으로 지내며, 새끼 양육도 함께한다. 이러한 점은 《시이튼 동물기》의 〈늑대왕 로보(The King of Currumpaw Lobo)〉에도 잘 나타난다.

로보는 한때 뉴멕시코 북부를 공포에 몰아넣었던 회색빛의 늑대로, 사람들은 현상금까지 걸며 이 무서운 늑대를 잡기 위해 혈안이 되었다. 그러나 영리한 로보는 직접 사냥한 것이 아니면 먹지 않았고, 인간이 친 덫을 교묘히 피해 갔다. 불행이 시작된 것은 그의 아내 블랑카가 잡히면서부터였다. 블랑카를 찾아 헤매던 로보는 위험을 직감하면서도 홀로 아내를 구하러 왔다가 결국 목숨을 잃고 만다.

여성들이 남성에게 진짜로 바라는 건 함께 있으면서 행복한 기분을 느끼는 일이다. 여성은 사랑과 친절을 베푸는 남성을 원한다. 즉 아내를 사랑하고, 필요할 때 도와주고, 꾸준히 친절과 애정을 표시하는 일은 남편이 취할 수 있는 최고의 전술이다. 이를 통해, 남편은 아내에 대한 정서적 헌신을 표시하고 그녀가 심리적으로 원하는 걸 충족시켜 줄 수 있다. 이는 섹스에서도 마찬가지이다. 아내에게 모든 신경을 집중하고, 지금 하고 있는 일에 모든 정성을 쏟는다면 그녀는 사랑받는다고 느끼면서 조금씩 열정을 드러낼 것이다. 남성이여, 명심하라. 세상의 모든 아내가 진정으로 원하는 건 평화로운 섹스이다.

사빈리 TIP

즐거운 섹스를 위한 연령대별 섹스 푸드

1. 왕성한 20대

빨리 흥분하고 정력적인 만큼 실망도 크다. 섹스의 즐거움을 느끼기도 전에 엔딩을 선언하기 때문. 좀더 버틸 수 있는 내공을 쌓아야 한다.

☞ 추천 음식

_달걀 요리 : 흥분하거나 긴장할 때 우리 몸에서 가장 먼저 소진되는 비타민 B가 풍부하다. 남자를 차분하게 진정시켜 성급한 사정을 예방해 주며, '잘할 수 있을까.' 하는 사전 스트레스를 줄이는 데 좋다. 프라이, 삶은 달걀, 스크램블 에그 등 어떤 요리든 OK.

_바닐라아이스크림 : 아이스크림에는 다량의 칼슘과 인이 포함되어 있는데 이 두 가지 미네랄은 남자의 근육에 에너지를 저장하고 성욕을 불러일으킨다.

_셀러리 : 샐러리에는 냄새 없는 호르몬 안드로스테론이 들어 있는데, 이것이 남자의 땀으로 분비되면 여성을 유혹하는 특징이 있다. 날것으로 먹는 것이 가장 좋다.

2. 원숙한 30대

결혼 후 2세를 만들어야 하는 인간의 본능에 충실해야 하는 나이. 왕성한 성생활을 위해 비타민 A와 아연 섭취를 늘리는 게 포인트.

☞ 추천 음식

_동물 간 : 비타민 A가 부족하면 정자수가 급격히 줄어든다. 비타민 A가 풍부한 요리는 바로 간. 또, 간에는 아연이 풍부하게 들어 있는데, 사정을 할 때마다 5mg의 아연을 소비하는 남자들에게 최적의 요리다.

_복숭아 : 비타민 C의 좋은 공급원. 비타민 C를 하루 200mg 이상 섭취한 사람의 정자수는 덜 먹는 사람에 비해 훨씬 많다. 또 비타민 C는 정자들이 서로 뭉치는 걸 방지해 난자에 도달할 확률을 높여 준다. 그냥 먹는 것보다 얇게 저며 냉장고에 보관해 두면 더욱 비타민 C가 풍부해진다.

_더덕 : 더덕에는 사포닌 성분이 풍부해 정력을 증강하고 신진대사를 원활하게 한다. 불포화지방산이 많이 함유된 검은깨를 곁들이면 부족한 영양분을 보충할 수도 있고, 정력 강화에도 그만이다.

3. 문제의 40대

어느덧 중년의 40대. 발기가 예전 같지 않다고 마냥 비아그라에 기대지 말자. 자연이 선물한 음식들로 잃어버린 힘과 감각을 되찾는 게 급선무.

☞ 추천 음식

_마늘 : 성기에 혈류 공급을 촉진하는 알리신이 풍부하다. 마늘향 자체도 성욕 증강에 도움을 준다. 냄새를 참을 수 없다면 마늘 캡슐을 사용해도 좋다.

_복분자 : 복분자에는 인, 철분, 칼륨과 비타민 A, C가 많이 들어 있다. 특히

비타민 C는 여러 가지 호르몬을 조절하는 부신피질의 기능을 활성화해 피로회복, 면역력 증강에 도움을 준다. 또한 속을 덥게 하여 남성의 기운과 성기능을 높이며 정액 고갈과 유정(저절로 정액이 새는 증상) 치료에 도움을 준다.

_연근 & 양파 : 연근은 정력 증강, 피로 회복, 정신 안정에 도움을 주고, 양파는 칼슘과 철분이 많아 발기와 관련된 근육의 수축과 이완을 원활하게 한다. 아침에 연근과 양파를 함께 간 주스를 먹어 보자. 섹스에 대한 자신감이 불끈 솟아오를 것이다.

4. 아, 옛날이여! 50대

자포자기하는 시기. 심지어 부부 사이를 '가족'이라고 판단, 가족끼리 성생활 같은 건 하는 게 아니라고 생각한다. 꾸준한 운동과 기름기 없는 음식들로 옛 전성기 때의 뜨거운 밤을 불살라 보자.

☞ 추천 음식

_스테이크 : 단백질이 풍부한 스테이크는 뇌에 필요한 호르몬인 도파민과 노르에피네프린 수치를 높여 더욱 감각적인 섹스를 즐길 수 있도록 도와준다. 붉은 쇠고기를 즐겨 먹으면 남성호르몬인 테스토스테론의 분비가 증가하고, 성기의 혈액 순환을 방해하고 정력을 감퇴시키는 SHBG(Sex Hormone—Binding Globulin)의 생산이 억제된다.

_해산물 : 양질의 단백질이 많이 함유된 해산물에는 '섹스 미네랄'로 알려진 아연이 많이 들어 있다. 아연은 인체의 각성 작용을 방해하는 성호르몬 프롤락틴의 생성을 감소시켜 성욕을 높여 준다. 특히 조개와 굴, 새우 추천.

_부추 : 부추는 혈액순환을 촉진하고 몸을 따뜻하게 하는 효능이 있다. 무엇보다 정력과 성기능을 강화하므로 남성 성기능 저하나 발기부전 등에 뛰어난 효과가 있다.

심장이 멈추는 것 같은 이 느낌!

진료실에서 여성들과 이야기를 나누다 보면 불감증 여성이 의외로 많다는 것을 새삼 느낄 때가 많다. 영화 '해리가 샐리를 만났을 때'에서 오르가슴을 연기하는 샐리의 모습은 부인할 수 없는 여성들의 슬픈 현실이다.

그날 찾아온 40대 후반의 여성도 그런 경우였다. 20대 초반에 결혼을 했다는 그녀는 놀랍게도 평생 단 한 번도 오르가슴을 느껴 보지 못했다고 한다. 남편과 잠자리를 할 때 뭔가 고조되는 느낌은 있지만 그것이 오르가슴으로 이어지지 못하고 허무하게 끝나는 일이 반복되었다는 것이다.

친구들 말을 들으면 아이를 낳고 나면 좀 달라진다고들 하는데, 그녀의 경우는 아이를 둘이나 낳았지만 좀처럼 달라지는 것이 없었다. 그러다 보니 부부 관계도 차츰 시들해지고 성적인 관심과 욕망도 사라지기 시작했다는 것이다.

이제 성장한 자식들이 제각기 자신의 삶을 꾸려 가기 시작하자, 그녀는 비로소 자신의 삶을 돌아보게 되었다. 아이들 뒷바라지에서 놓여나면 친구들과 놀러 다니며 인생을 즐길 수 있을 줄 알았는데 이상하게 허전하고 공허하기만 했다.

똑같이 나이를 먹어도 자신의 일을 가진 남편은 변함없이 당당하고 알차게 살아가는 것 같은데, 무력하게 나이만 먹은 자신의 모습은 너무나 초라하게 느껴졌다. 우울증에 빠진 그녀에게 한 친구가 질성형을 권했다. 이제라도 남편과 즐기면서 행복하게 살아야 할 것 아니겠냐는 것이었다.

그녀는 임플란트질성형 시술을 받은 후 세상이 확 바뀌었다고 한다. 수술을 받은 후 잠자리를 가졌는데 남편의 반응이 기대 이상이었다는 것이다.

"뜬금없이 남편이 '참 맛이 좋아졌다.'고 그러는 거예요. 무슨 말이냐고 물어보니 '심장이 멈추는 것 같은 느낌'이라는 거예요. 다 늙어서 주책이라고 면박을 주긴 했지만 솔직히 기분은 좋죠. 요즘 남편이 제 앞에서 깜빡 죽는 시늉을 하는 걸 보는 낙으로 삽니다."

그러나 정작 내가 궁금했던 건 그녀의 느낌이었다. 평생 단 한 번도 오르가슴을 느껴 보지 못했다는 그녀가 남편과의 잠자리에서 예전과 다른 성감을 느낄 수 있었는지 그것이 못내 궁금했던 것이다.

"본인은 어땠어요?"

직설적인 나의 질문에 그녀는 소녀처럼 얼굴을 붉히며 이렇게 말했다.

"저 역시 새롭게 성에 눈뜬 기분이고요. 뭔가 느낌이 예전과는 완전히 달라요. 사실은……."

그녀는 한참을 머뭇거리더니 다음의 한마디를 남기고 홍시처럼 빨개진 얼굴로 후다닥 진료실을 빠져나갔다.

"……아까 '심장이 멈추는 것 같은 느낌'이라고 했던 건 남편이 한 말이 아니라 제 이야기였어요!"

행복한 삶을 위한 당신의 리스트

다음은 당신이 상대에게 원하는 것을 좀더 분명하게 밝히고 요구하는 것을 쉽게 하기 위한 것이다. 궁극적으로 이 일은 두 사람 간의 관계를 더욱 낭만적이고 즐거운 관계로 만들어 줄 것이다. 적어도 30분 정도의 시간을 두고 이 과정을 따라 해 보라. 지금부터 할 일은 5단계로 구성되어 있다.

❶ 첫 번째 단계는 상대가 지금 당신을 즐겁게 해 주기 위해 이미 하고 있는 일들에 대해 써 보는 것이다. 아래의 문장을 가능한 다양한 얘기들로 완성해 보라. 지금 상대가 해 주는 일 중에 당신을 무척 기쁘게 해 준다거나 사랑받고 있다는 느낌을 들게 하는 것들을 모두 적어 보라.

나는 ＿＿＿＿＿＿＿＿＿＿＿＿＿ ＿＿＿＿＿ 때 사랑받고 있다는 생각이 들고 무척 기쁘다.

예를 들어 보면 다음과 같다.
· 일상적인 대화를 위해 직장에서 전화를 걸어 주었을 때
· 집을 나서기 전에 키스해 줄 때
· 사랑한다고 말해 줄 때
· 나와 자고 싶어할 때
· 나와 함께 기도하거나 나를 위해 기도해 줄 때

· 함께 오랜 시간 산책할 때
· 계획을 세우기 전에 먼저 나와 상의할 때
· 내 어깨와 등을 주물러 줄 때
· 나한테 가까이 다가와 앉아서 텔레비전을 볼 때
· 외모나 옷차림을 칭찬해 줄 때

❷ 그러면 이번에는 처음 만난 지 얼마 안 됐을 때, 막 사랑에 빠져서 행복해하던 시기를 상기해 보라. 처음 사귀기 시작했을 때에는 상대가 당신을 위해 해 주던 일들 중에 이제는 더 이상 하지 않는 것이 있는가? 아래의 문장을 참조해서 과거에 상대가 당신을 즐겁게 해 주었던 일들을 적어 보라.

　　　나는 예전에 당신이 ＿＿＿＿＿＿＿＿＿＿＿＿＿＿ 때 무척
행복했다.

예를 들어 보겠다.
· 편지를 써 줬을 때
· 귀에다 대고 달콤한 얘기를 속삭였을 때
· 하루에 한 차례 이상 사랑을 나눴을 때
· 걷는 내내 손을 꼭 잡아 주었을 때
· 나를 위해 특별한 요리를 만들어 주었을 때
· 차 안에서 꼭 껴안고 키스해 주었을 때
· 깜짝 선물을 주었을 때

❸ 자, 이제는 그동안 마음속으로는 무척 바랐지만 아직 한 번도 제대로 말해 보지 못한 일들에 대해 써 보자. 아마도 당신이 생각하는 가장 이상적인 관계의 모습이 드러나게 될 것이다. 상대가 당신을 위해 해 주길 원하는 것들로 아래의 문장을 채워 보자.

나는 당신이 ＿＿＿＿＿＿＿＿＿＿＿＿＿＿ 좋겠어.

다음과 같은 예가 도움이 될 것이다.
· 내가 텔레비전 보는 동안 어깨를 주물러 주면
· 침대로 아침 식사를 가져다주면
· 매년 여름 세 번 정도 같이 배낭 여행을 가면
· 휴가 동안 침대에서 나에게 소설을 읽어 주면
· 벌거벗고 자면
· 함께 샤워를 하면
· 한 달에 한 번쯤 밖에서 같이 점심 식사를 하면
· 나와 함께 골프를 배우면

❹ 다시 처음 단계로 돌아가서 당신이 쓴 목록의 각 항목에 중요성에 따라 순위를 매겨 보라. 당신에게 가장 중요한 일을 1순위에 놓고 좀 덜 중요한 일을 2순위에 놓아라.

❺ 상대와 목록을 교환하고 내일부터 당장 시작하라. 앞으로 두 달 동안 최소한 하루에 두 개 정도씩이라도 상대를 위해 실천하라. 우선

쉬운 일부터 시도하라. 만약 도저히 할 수 없는 일이 목록에 있으면 그 일은 하지 마라. 그 일을 화제에 올려 괜히 분란을 일으킬 필요는 없다. 그저 하지 않으면 된다.

나중에 더 생각나는 것이 있으면 당신의 목록에 추가하면 된다. 상대가 당신이 원한 사랑의 행동을 취해 주면 고맙다는 말을 건네는 것을 잊지 마라.

두 사람의 목록을 늘 볼 수 있는 곳에 함께 붙여 두라. 예를 들어 냉장고나 다이어리, 화장실 거울, 책상 위나 메모판이 붙여 두기 좋은 장소일 것이다. 우리가 아는 어떤 사람은 컴퓨터에 배우자의 '원하는 것' 목록을 배경 화면으로 만들어서 컴퓨터를 켤 때마다 볼 수 있게 했다.

Memory **기억하라**

목록에 적은 행동들은 의무가 아니라 선물이다. 상대에 대한 감정이 어떻든 상대방이 작성한 목록이 길든 짧든, 최선을 다해 행동하라. 이것은 애정으로 상대를 돌볼 수 있는 기회다. 점수를 따기 위한 것이 아니라 두 사람이 모두 즐겁고 행복하기 위한 행동이라는 점을 잊지 마라.

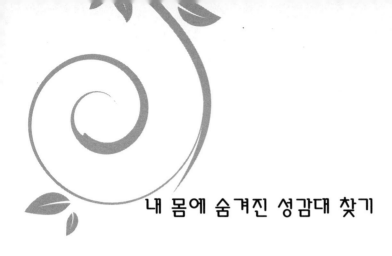

내 몸에 숨겨진 성감대 찾기

　여성의 성감은 촉각의 자극이 대뇌피질로 전해질 때 느끼게 된다. 여성의 경우, 촉각이 있는 곳은 모두 성감대라고 보면 된다. 여성의 성감대는 자율신경의 분포 정도에 따라 1차 성감대와 2차 성감대로 구분된다.

　1차 성감대는 전기를 저장하고 과부하를 방지하는 장치인 콘덴서와 비슷하다. 여성이 성적으로 흥분한 상태에서는 1차 성감대가 더 이상 자극을 받아들이지 않는 탓이다. 여성의 오르가슴은 주로 1차 성감대로부터 비롯된다.

　2차 성감대는 여성의 몸에서 1차 성감대를 제외한 부분 중 성감이 높은 곳을 말한다. 여성의 몸에는 성적 쾌감을 느낄 수 있는 제2차 성감대가 300개 이상 있다. 유두, 회음부, 항문 외에도 음모, 입술, 귀, 목, 입, 겨드랑이, 배꼽, 허벅지, 엉덩이 등이 이에 해당한다.

　하지만 가장 중요한 성감대는 파트너를 기꺼이 받아들이고자 하는 마음이다. 행복한 섹스를 즐기고 싶다면 로맨틱한 분위기, 대화, 전희 등은 필수이다. 그 뒤에야 여성의 청각, 촉각, 미각이 성적 쾌감에 반응할 준비를 하기 때문이다. 이런 여성의 성감대는 남성과 달리 개인차가 상당히 크다. 또한 시간, 장소, 분위기, 파트너 등에 따라서도 각각 다르게 반응한다.

1차 성감대

G포인트: G포인트는 복부 쪽의 질 안쪽 벽에 위치한다. 부드럽고 물결 모양의 주름이 잡힌 조직으로 이루어져 있으며, 대략 작은 동전 정도의 크기로 흥분하면 조금 더 커진다. 이곳에 대한 자극을 통해 오르가슴을 얻을 수 있으며 어떤 여성들은 사정을 하기도 한다. 사정은 침샘과 비슷한 역할을 하는 기관인 요도측선에서 이루어지는데, 이곳이 자극을 받으면서 액체가 분비되는 것이다. 다만, G포인트 자극에 대한 반응은 여성마다 서로 다르다. 질에 자극을 받는 것과 비슷한 경우도 있고, 무아지경에 빠진 것처럼 아찔한 쾌감을 느끼는 경우도 있다. 하지만 G포인트는 개개인의 특성으로 인해 논란의 여지가 있어서 아직 연구중에 있다.

질: 질은 자궁과 연결되는 일종의 통로로서, 질구에서 3분의 1 정도까지가 민감한 성감대이다. 이 부분을 부드럽게 자극하면 클리토리스와 소음순에 영향을 미치면서 성적 흥분이 고조된다. 평상시에는 상하로 굳게 닫혀 있지만 성적 자극을 받으면 질액이 분비되고 입구가 열린다. 아이가 나올 만큼 신축성이 뛰어나며, 성적 쾌감을 느끼면 근육이 수축한다. 아내가 오르가슴에 도달할 때 남편이 성적 쾌감을 느

끼는 건 이 때문이다.

클리토리스: 클리토리스(clitoris)라는 명칭은 작은 언덕이라는 뜻의 그리스어 'kletoris'에서 유래되었다. 클리토리스는 마치 빙산처럼 대부분이 여성의 몸속에 숨어 있다. 오직 성감만을 위해 존재하는 유일한 기관으로 여성 성감대의 중심에 해당한다. 0.5~1.5㎝ 정도의 길이지만 남성의 귀두와 비교될 만큼 말단 신경이 집중되어 있어 아주 민감하다. 직접 자극하면 불쾌감이나 통증을 느낄 수도 있으므로 가급적 부드럽게 자극하는 편이 좋다. 성적으로 흥분하면 단단해지지만 성감이 고조되면 점차 안으로 숨는다. 남성의 귀두처럼 클리토리스도 포피에 싸여 있다가 자극을 받으면 포피를 밀어 올린다.

소음순: 음핵의 포피, 회음부와 연결된 소음순은 말단 신경이 집중된 예민한 성감대이다. 자극을 받으면 평소보다 앞으로 튀어나와 남

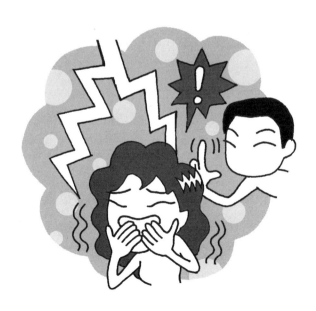

성의 성기를 받아들일 준비를 한다. 이때, 소음순의 색이 홍자색으로 변하고 구해면체도 두세 배 팽창하게 된다. 이러한 팽창은 소음순의 성감을 높이는 한편 클리토리스와 질구, 질에 진동을 전달하는 역할을 한다. 성행위가 끝나면 혈액이 소실됨에 따라 소음순은 원래의 색깔로 돌아온다.

대음순: 피하에 지방 조직이 잘 발달되어 있는 대음순은 성행위 시의 충격과 마찰을 감소시킨다. 예민한 성감대는 아니지만 이곳의 자극에 민감하게 반응하는 여성도 있다. 지방 조직과 땀샘, 피지샘, 신경 말단을 포함한 피부가 양 옆으로 여러 겹 자리하며 흥분하면 조직이 변화한다. 처녀의 경우에는 대음순이 편평해지고 얇아진다. 이는 주변 근육이 긴장하면서 대음순을 끌어당기기 때문이다. 어머니의 경우에는 대음순의 크기가 2~3배로 팽창한다. 이는 출산을 할 때 대음순의 모세혈관이 발달하기 때문이다. 대음순의 음모를 따라 분포하는 땀샘은 여성 특유의 체취를 풍겨 남성의 성감을 높인다.

2차 성감대

유두: 여성의 가슴은 일종의 지방 덩어리이므로 성감대가 아니다. 하지만 풍만한 가슴의 한가운데 있는 유두는 클리토리스에 비교될 만큼 예민한 성감대다. 성적으로 흥분하면 여성의 유두는 크기가 커지고 단단해진다. 이곳에 다양한 감각 수용기와 말단 신경이 집중되어 있기 때문이다. 유두에 대한 애무만으로도 오르가슴에 도달하는 여성도 있다고 한다.

회음부: 회음부는 질과 항문이 서로 연결되는 부분을 말한다. 대개

체모가 없고 부드럽다. 이곳에는 클리토리스에 분포하는 피치니소체라는 신경이 다수 분포한다. 이를 통해, 자전거를 타거나 성행위를 할 때 쾌감을 느끼게 된다. 회음부가 강하게 자극 받을 때 더 큰 성감을 얻는다.

항문: 항문은 회음부와 같은 신경 말단이 모여 있는 민감한 부위이다. 이곳을 자극하면 색다른 쾌감을 느낄 수 있지만, 연약한 곳이므로 부드럽게 다뤄야 한다. 또한, 배변 기관과 직결되어 있으므로 청결에 주의해야 한다.

기타: 여성의 몸 가운데 점막이 있거나 점막과 피부가 접히는 부분은 성감대이다. 그곳에 말단 신경이 밀집되어 있기 때문이다. 비록 극소수이지만 키스를 통해 오르가슴에 이르는 여성이 있을 만큼 입과 입술, 혀는 민감한 성감대이다. 따라서 섹스를 할 때는 적절하게 키스를 활용하는 편이 좋다. 고막 안쪽에 동맥이 위치한 귀는 성기와 대뇌 사이에서 중계소의 역할을 한다. 또한, 우리 몸에서 가장 차가운 귀는 온도가 변화되면 그 느낌을 그대로 대뇌에 전달한다. 음모 자체는 성감대가 아니지만 외음부, 항문 주변 등 음모가 나 있는 곳은 여성의 성감대이다. 음모의 모근이 모근종말이라는 말단 신경에 둘러싸여 있기 때문이다. 이외에 겨드랑이, 목, 배꼽, 허벅지, 엉덩이 등도 감각 수용 기관이 모여 있는 여성의 2차 성감대이다.

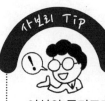

8000여 개의 러브스위치, 클리토리스

여성의 클리토리스 주위에는 무려 8000천여 개의 신경이 모여 있다. 그러니 이 중 몇 개만 대충 건드려도 반응이 즉각 온다. 여성이 하고 싶다는 마음이 들게 하려면 클리토리스의 버튼을 누르자. 단순한 마찰 외에 좀더 깊은 쾌감을 주고 싶다면 다음의 요령을 익혀 보자.

우선 삽입을 하면서 손가락 마사지를 시도해 보자. 여성이 남성의 가슴에 등을 대고 누운 자세에서 남성은 손가락 몇 개로 클리토리스 주변부를 원을 그리듯 천천히 마사지한다. 이때, 클리토리스 바로 위를 직접적으로 강하게 문지르는 것은 삼가야 한다. 또, 남성은 아랫입술과 이 사이에 여성의 음핵을 두고 부드럽게 압박을 가해 보자. 번쩍! 하고, 8000여 개의 러브스위치에 불이 들어올 것이다.

여성이 섹스에 대해 말하지 않는 이유

1. 내가 바라는 섹스에 대해 말하면 남자는 나를 천박하게 생각하거나, 섹스조차 자기 마음대로 한다고 생각할 것이다.
2. 내가 바라는 섹스에 대해 무슨 말을 해야 할지, 어떤 식으로 말해야 할지 모르겠다.
3. 섹스에 관한 의견을 말하면 남자는 그 말을 자신이 섹스를 잘못한다는 비난으로 들을까 봐 걱정된다.
4. 남자들은 독불장군이라서 여자의 말에 귀를 기울이지 않는다.

밑이 예뻐졌다

평소 남편과 같이 다정하게 병원을 다니던 중년 부인이 있었다. 어느 날, 부인은 과감한 변신을 시도하였다. 사랑하는 남편을 위하여 자신의 아래부위를 리모델링하기로 한 것이다. 출산을 세 번 거치면서 질 입구는 처져 있었고, 가끔씩 웃거나 기침을 할 때 소변이 새는 경우가 있었기 때문이다.

사실 남편은 굳이 수술을 하지 않아도 된다고 했지만, 남편에게 새로운 경험을 주고 싶어 수술을 결심한 아내의 마음을 고맙게 받아들였다. 부부가 서로를 위하는 마음이 얼마나 큰지, 이 금슬 좋은 부부의 모습을 옆에서 지켜보노라면 절로 기분이 좋아지곤 했다.

리모델링을 위해 수술대에 누운 부인은 '원장님, 잘 부탁합니다.'라는 말을 남기고 수면 마취에 들어갔다. 부인의 질은 생각보다 넓었고, 거기에는 본인의 삶과 애정사가 고스란히 담겨 있었다. 나는 더 이상 소변이 새지 않도록 요실금 수술을 시행하고, 남편 사이즈로 잘 디자인하여 레이저질성형과 임플란트질성형을 병행하여 시술하였다. 임플란트질성형은 충분히 조일 수 있게 하였고, 나이를 감안해 성교 시 아프지 않고 이물감이 없도록 수술하였다.

수술 시간 내내 남편은 대기실에 앉아 수술이 끝나기를 기다리고 있었다고 한다. 수술 후 병실에 가 보니, 부인을 간호하는 남편의 얼굴에는 긴장과 기대감이 동시에 어려 있었다.

"원장님, 수술은 잘된 거지요?"

"네, 잘되었습니다. 아프지 않게 잘해 드렸습니다."

"정말 고맙습니다."

간단한 대화였지만, 부인을 생각하는 남편의 지극한 마음을 엿볼 수 있었다.

흔히 부인이 예쁜이수술을 한다고 하면 부정적인 반응을 보이는 남편들이 많은데, 이분의 경우는 아내를 생각하는 마음이 각별해서 사람이 참 달리 보이고 존경스럽기까지 했다. 부인의 치료도 끝나고 몇 달이 지난 어느 날이었다. 밖에서 점심식사를 하고 진료실로 들어가려는데, 피부관리사와 산부인과 간호사의 대화가 귀에 들어왔다.

"남편분하고 다정하게 함께 다니는 환자분 있지?"

"몇 달 전에 예쁜이수술 하신 환자분?"

"응, 그 환자분이 요즘 피부 관리를 받으러 다니시는데, 피부 마사지 중에 그러시는 거야. 수술한 다음에 남편이 '밑이 예뻐졌다.'고 아주 좋아한다고. 밑이 예뻐졌다니, 그게 무슨 말이야?"

산부인과 간호사는 웃으며 말했다.

"응, 밑이 예뻐졌다는 이야기는 두 분 잠자리가 끝내 줬다는 이야기야. 하하하……."

나는 빙긋 웃으며 진료실로 들어섰다. 두 사람 사이에 애틋한 사랑이 있고 잠자리까지 잘 맞는다면 그보다 더 좋은 노후가 어디 있겠는가?

제2장

참 좋은
오르가슴

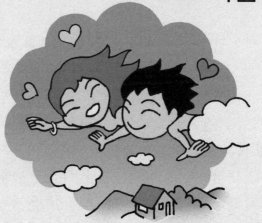

섹스 판타지

섹스 판타지는 성에 대한 남성과 여성의 심리를 확인할 수 있는 하나의 단서이다. 대체로, 남성은 여성에 비해 두 배 정도 자주 섹스 판타지에 빠지며, 성적인 꿈도 더 많이 꾼다. 남성들은 보통 자신에게 빠진 아름답고 매혹적인 여성 여러 명과 섹스하는 상상을 한다. 남성의 섹스 판타지에는 낯선 여인, 여러 명의 여자들, 혹은 이름 모를 여자가 등장하며 그 상대도 수시로 바뀐다. 남성들의 섹스 판타지에 익숙한 여성이 등장하는 경우는 10퍼센트를 겨우 넘는 수준이다.

남성들의 섹스 판타지에는 대개 정서적 요소가 배제되어 있다. 남성들의 섹스 판타지에는 노출이 심하고, 매력적이며, 애를 쓰지 않아도 섹스하기 쉬운 여성이 주로 등장한다. 시각적 자극이 중요한 남성들은 여성의 움직이는 몸과 하얀 피부, 체위 등에 집중한다. 남성들은 단지 욕정과 육체적 희열로 점철된 섹스를 꿈꾼다. 이를 통해, 더 많은 여성과 성행위를 하려 하는 남성의 심리를 알 수 있다.

이와 반대로, 여성들은 섹스 판타지에 대개 잘 아는 상대를 등장시킨다. 여성들은 파트너의 감정과 성품, 사적·정서적 특질을 중시하기 때문에 시각보다는 감정에 초점을 맞춘다. 여성들은 섹스 판타지에서 부드러움, 낭만, 자신에 대한 파트너의 개인적인 몰입에 더 많은 관심을 기울인다. 여성의 50퍼센트 정도는 섹스 판타지의 대상이 거의 바뀌지 않으며, 수많은 남성과의 섹스를 꿈꾸는 여성은 채 10퍼센트도 되지 않는다.

이처럼, 남녀의 섹스 판타지에는 실로 엄청난 차이가 존재한다. 남성의 섹스 판타지가 질보다 양인 반면, 여성의 경우에는 양보다 질이다. 그래서일까? 그리스 신화에는 여성이 남성보다 아홉 배나 섹스의 즐거움과 기쁨을 느낀다는 표현이 나온다. 문제는 많은 여성들이 아직까지 섹스 판타지에 대해 잘못되거나 부도덕한 일을 한다고 생각한다는 것이다. 하지만 섹스 판타지는 남녀 모두의 성생활에서 매우 중요한 요소이다. 섹스 판타지가 현실에서 억압된 성적 욕망을 해소하는 역할을 하기 때문이다. 섹스 판타지는 여성의 삶의 질을 향상시키는 데에도 중요한 수단이 될 수 있다.

사실, 한국 사회는 섹스에 관한 한 여성의 입장을 공공연하게 표명하기 어려운 곳이다. 남성과 여성의 성 역할에 대한 보수적인 시선이 여전히 남아 있기 때문이다. 자신의 성적 취향에 대해 말하는 여성은 이상한 여자 취급을 받기 일쑤이다. 그 때문에 여성은 상대 남성이 자신이 원하는 섹스 방식에 대해 이해하기를 원하면서도 이를 선뜻 발설할 수가 없다.

이는 여성들의 무의식 속에 숨어 있는 낡은 사고방식 때문이다. 대부분의 여성들은 기성세대에게 교육받은 대로 착한 여자, 정숙한 여자로 보이고 싶어 한다. 그래서 아무하고나 자는 헤픈 여자로 보일 행동은 가급적 피한다. 자신이 바라는 섹스에 대해 말하면 남성이 다른 사내와 그렇게 했다는 뜻으로 여기고, 배신감을 느끼거나 분노할 것이라고 생각한다.

여성들의 이런 성향은 섹스 판타지에 있어서도 동일하게 반영된다. 하지만 부부간에 섹스 판타지를 공유할 수 있다면 권태기에 접어든 성생활의 즐거움을 증가시키는 계기가 될 수 있을 것이다. 오늘날, 대부분의 전문가들은 섹스 판타지가 성적 욕망을 해소하는 정상적이고 건전한 의식의 흐름이라고 말한다. 섹스 판타지는 자유롭게 떠날 수 있는 성으로의 안전한 여행이며, 성생활을 풍요롭게 만드는 자극적인 도전이다.

부부간에 서로의 섹스 판타지를 공유해 보라. 특히 남편은 아내가 어떤 섹스를 원하는지 알기 위해 좀더 마음 편히 말할 수 있는 분위

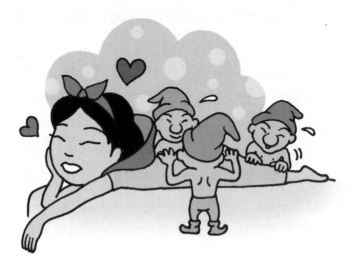

기를 만들어야 한다. 그래야만 여성이 편안한 마음으로 좀 더 솔직한 모습을 드러낼 수 있기 때문이다. 섹스 판타지는 실제로 다른 사람과 섹스를 하는 게 아니기 때문에 합리적인 남녀라면 대화를 통해 얼마든지 합의를 이끌어 낼 수 있을 것이다. 섹스가 말초 신경을 자극하는 원색적인 행위가 아니라 아내와 남편의 의사소통임을 기억하자.

영화 '나인 하프 위크'를 본 사람이라면 킴 베이싱어가 미키 루크 앞에서 천천히 옷을 벗으면서 관능적인 춤을 추는 장면을 기억하고 있을 것이다. 오늘밤, 은은한 조명 아래 남편이 지켜보는 가운데 천천히 옷을 벗는 것은 어떤가. 그간 당신에게서 볼 수 없었던 도발적인 시도에 당신과 당신의 남편은 급격히 뜨거워질 것이다.

침실에서만큼은 여왕처럼 남편 위에 군림해 보라. '돌아누워 봐.', '움직이지 마.', '여기를 만져.'라고 명령해 보라. 물론 이때, 남편은 아내의 섹스 판타지를 위해 적극 협력해야 한다. 자신의 한마디에 복종하는 남편을 보며 당신의 쾌감은 배가될 것이다.

현실과 성적인 상상이 결합된 섹스 판타지는 부부 관계에 활력을 불어넣는 하나의 수단이다. 언제나 똑같은 방식으로 섹스하고 있다면, 인생의 커다란 즐거움 하나를 잃고 사는 셈이다. 결혼의 현실은 결코 만만한 일이 아니다. 아이들 키우고, 집 장만하면서 아등바등 살다 보면 어느새 머리카락이 하얗게 변하는 게 인생이다.

섹스 판타지는 결혼 생활에 신선한 자극을 주고 인생의 공허와 권태감을 메워 줄 수 있는 최고의 수단이다. 섹스는 몸의 면역 체계를 강하게 하고, 정서적인 포만감을 선사하며, 사람과 사람 사이를 더욱 가깝게 만든다. 섹스하고 싶은 것은 인간의 가장 자연스러운 욕망이므로, 섹스 판타지에 대해 결코 부끄러워할 필요가 없다. 부부들이여, 섹스를 상상하라.

섹스가 약보다 좋은 10가지 이유

섹스는 성적인 만족감만을 선사하는 게 아니다. 규칙적인 섹스는 면역력를 강화하고, 건강한 체중을 유지하게 하는 등 많은 건강상의 이점을 제공한다. 뉴욕의 섹스치료사이자 정신과 의사인 조이 데이비슨 박사를 비롯한 전문가들은 많은 실험과 연구를 통해 '섹스가 약보다 좋은 10가지 이유'를 정립하고, 다음과 같이 발표하였다.

1. 섹스는 항스트레스제다

전문가들은 섹스가 주는 가장 큰 이점으로 스트레스 감소를 꼽았다. 스트레스가 현대인의 고질적인 병이기도 하거니와 만병의 근원이기 때문에 으뜸으로 삼은 것 같다. 이들이 내세우는 근거는 《Biological Psychology》에 게재된 스코틀랜드 연구팀의 논문이다. 이 논문에 따르면, 실험에 참가한 24명의 여성과 22명의 남성의 성생활을 기록하게 한 뒤 인위적인 스트레스 상황에 놓이게 했다. 그 다음 스트레스와 혈압을 측정했더니 평소 활발한 성생활을 한다고 기록한 사람들이 그렇지 않은 사람에 비해 스트레스를 덜 받은 것으로 나타났다는 것이다. 이 저널에는 성생활과 혈압을 다룬 다른 연구도 실렸는데, 성생활이 활발할수록 이완기 혈압이 낮아지고, 파트너를 안고 있는 여성의 경우 혈압이 낮아지는 결과가 나타났다고 한다.

2. 섹스는 면역강화제다

매주 1~2회의 섹스는 감기와 같은 감염성 질환으로부터 신체를 보호해 주는 Ig-A 항체의 수치를 높여 준다. 미국 윌크스 대학 연구팀이 112명의 학생을 대상으로 진행한 연구에 따르면, 매주 1~2회 섹스를 하는 그룹은 섹스를 안 하거나, 3회 이상 하는 그룹에 비해 Ig-A 농도가 높은 것으로 나타났다고 한다.

3. 섹스는 다이어트제제(製劑)다

30분 동안의 섹스는 85칼로리 이상을 소모시킨다. 이는 자전거 타기 30분, 빨리 걷기 20분의 운동량과 맞먹는 수치이다.

4. 섹스는 심혈관보호제제다

나이 많은 사람들은 섹스를 하면 힘을 많이 쓰게 돼 뇌졸중의 원인이 된다고 생각하는 경향이 있다. 그러나 이는 사실과 다르다. 영국의 한 연구팀이 《journal of Epidemiology and Community health(역학과 공중보건 저널)》에 게재한 연구 보고서에 따르면, 914명의 남성을 20년간 추적 관찰한 결과 섹스는 뇌졸중과 아무런 관련이 없었다고 한다. 오히려 섹스를 주 2회 이상 하는 사람들은 월 1회 이하 섹스를 하는 사람에 비해 치명적인 심장마비가 나타날 위험이 절반으로 감소하는 것으로 나타났다고 한다.

5. 섹스는 당신의 자존감을 높인다

케임브리지의 섹스치료사이자 가족치료사인 지나 오든 박사는 "사랑으로 이어지는 훌륭한 섹스는 자존감을 높이는 시작점이 된다."고 말했다.

6. 섹스는 친밀감을 높여 준다

섹스와 오르가슴은 사랑 호르몬이라 불리는 옥시토신 호르몬의 수치를 증가
시킨다. 이 옥시토신 호르몬은 친밀감과 신뢰를 높여 주는 효과가 있는 것으
로 알려져 있다. 피츠버그 대학과 노스캐롤라이나 대학의 공동 연구에 따르
면, 59명의 폐경기 여성의 평소 옥시토신 농도를 측정한 뒤 남편이나 파트너
와 포옹 등 애정행위를 한 후의 옥시토신 농도를 측정하였더니 접촉이 많을
수록 옥시토신의 농도가 높아지는 것으로 나타났다고 한다.

7. 섹스는 진통제이다

두통, 관절통, 생리전증후군 등이 있을 때 섹스를 하면 옥시토신과 엔도르핀
이 증가해 통증이 감소된다. 《Bulletin of Experimental Biology and Medi-
cine》에 게재된 한 논문에 따르면, 48명의 참가자에게 옥시토신을 먹인 후
손가락을 아프게 하였더니 통증이 절반으로 감소했다고 한다.

8. 섹스는 전립선암 예방제이다

사정을 자주 하는 남성은 전립선암에 걸릴 위험이 낮다고 한다. 《Journal of
the American Medical Association》에 게재된 한 연구에 따르면, 월 21회 이
상 사정을 하는 나이든 남성은 그렇지 않은 사람에 비해 전립선암에 걸릴 위
험이 낮은 것으로 나타났다. 또 다른 연구에서는 20대에 주 5회 이상 사정할
경우 전립선암에 걸릴 위험이 3분의 1 감소하는 것으로 나타났다.

9. 섹스는 골반근육강화제이다

섹스를 하는 동안 여성이 케겔운동이라 불리는 골반 하부 근육 운동을 하면 성적 만족감이 증대되고, 골반 하부 근육도 강화되며, 요실금의 위험도 줄일 수 있다. 기본적인 케겔운동은 소변을 참는 것처럼 골반 하부 근육을 조이고 셋을 센 다음 이완하면 된다.

10. 섹스는 천연 수면제이다

충분한 수면은 건강한 체중과 혈압을 유지하는 데 매우 중요한 요소이다. 옥시토신은 당신이 섹스 후에 잠을 잘 잘 수 있도록 도와준다. 당신의 파트너가 돌아누운 지 1분 만에 코를 고는 것은 바로 그 때문이다.

진료실에서 온 편지

돌아온 남편, 되찾은 신혼

40대 후반의 중년 여성이 자신의 분비물에서 악취가 난다고 찾아왔다. 분비물에서 악취가 나는 경우는 질염이 심하거나, 부인과 질환이 있을 때 나타나는 흔한 증상이다. 냄새만으로도 어느 정도 진단이 이루어지기 때문에, 나는 진료 중에 직접 분비물 냄새를 맡아 보기도 한다.

이 여성의 경우는 무색무취의 정상 분비물이었고, 질환이 의심되는 상태는 아니었다. 그러나 그녀는 막무가내로 지독한 악취를 호소하였다. 그녀의 의견에 따라, 일단 자궁암 검사와 분비물 균 검사를 시행하였다. 며칠 후 나온 결과는 역시 정상이었다.

하지만 그녀는 검사 결과를 받아들이지 않고 여전히 악취가 너무 심하다고 강변하는 것이었다. 직접적으로 말은 하지 않지만, 이 경우는 심리적인 스트레스에 의한 마음의 병일 가능성이 높았다. 나는 그녀와 마주 앉아 허심탄회한 대화를 시도했다.

그러나 그녀는 좀처럼 마음의 문을 열지 않았다. 나는 그동안 만났던 이런저런 환자들의 이야기를 들려주며 그녀가 마음을 열 수 있도록 도와주었다. 내 이야기를 조용히 듣고만 있던 그녀가 어느 순간 갑자기 흐느껴 울기 시작했다. 그러더니 여태껏 가슴에 담아 두기만 했던 말을 폭포수처럼 쏟아 내기 시작했다.

"2년 전쯤 남편에게 여자가 생겼어요. 처음에는 며칠에 한 번씩 늦게 들어오더니, 점점 외박이 잦아지고, 한 달 전쯤에는 아예 짐을 싸서 집을 나가 버렸어요. 이제 집에 남은 가족이라고는 고등학교 2학년인 아들과 저 둘뿐이에요. 집안이 너무나 적막하고 세상 천지에 저 하나만 버려진 것처럼 외롭고, 인생이 허무해요. 남편이 저에게 한 짓을 생각하면 배신감에 치가 떨리고 괘씸하기 짝이 없지만, 그렇다고 남편과 헤어져 혼자 살아가는 삶은 한 번도 생각해 본 적이 없어요. 평생 남자라고는 그 사람 하나만 보고 살아왔는데……. 아무리 포기하려고 해도 포기가 안 돼요……."

한 달 전 남편이 집을 나간 후, 그녀는 잠도 제대로 자지 못하고 먹지도 못했다고 한다. 밤중에 이웃에서 달그락거리는 아주 작은 소리만 들려도 '혹시 남편이 돌아왔을까.' 문을 열어보았고, 남편의 전화를 놓칠까 두려워 잠을 이룰 수가 없었다는 것이다. 자신을 배신한 남편이 돌아오기를 간절히 바라는 그녀의 모습에, 나는 몹시 가슴이 아팠다.

"2주 전부터 분비물에서 악취가 나기 시작했다고 하셨죠?"

나는 그녀가 보는 앞에서 그녀의 분비물을 직접 맡아 보이며 말을 이었다.

"이것 보세요. 정말 아무 냄새도 안 나고 색깔도 좋잖아요. 환자분은 지금 남편에 대한 상처로 마음의 병이 생긴 것 같아요. 아들을 생각해서라도 기운을 차리셔야 합니다. 그렇게 장성한 아들이 있는데, 남편분도 언젠가는 돌아오실 거 아닙니까. 남편이 가끔 집에 들르거든 괜히 잔소리하며 싸움을 걸지 마시고, 단정하고 자신감 있는 모습을 보여 주세요. 아무 일 없이 잘사는 모습을 보여주고 '역시 집이 최고다.' 하는 편안함을 주시면 반드시 돌아옵니다. 그리고 산부인과 의사 입장에서 말씀드리면, 아까 진찰하면서 보니 질이 너무 느슨하고 헐거워져 있어요. 사실 여성들에게는 예쁜 외모도 중요하지만 남편과 나누는 속궁합이 더욱 중요합니다. 질도 신혼 초기처럼 얼마든지 다시 만들 수 있습니다. 탄탄하고 힘 있는 질을 만들면 여성으로서 자신감이 생기고, 남편에게도 만족감과 즐거움을 주기 때문에 부부 사이도 좋아질 수밖에 없습니다. 남편분이 돌아오시기만 기다리실 게 아니라 본인의 자신감을 위해서라도 노력해야 할 것 같습니다."

내게 임플란트질성형 수술을 받은 그녀는 이후 한동안 연락이 없었다. 수술 후 6개월쯤 지난 어느 날, 잊고 있던 그녀가 불쑥 병원을 내원하였다. 생리가 없어서 왔다는 것이다. 초음파를 보니 임신 7주였다. 나는 조심스럽게 아이 아빠가 누구인지 물어보았다. 그녀는 빙그레 웃으며 말했다.

"남편이에요. 그날 원장님께서 해 주신 말씀 명심하고 노력했더니, 세 달 전쯤에 돌아왔어요."

그녀의 얼굴은 예전보다 훨씬 안정돼 보이고 행복해 보였다.

여성 불감증, 더 이상 쉬쉬하지 말자

    1966년 마스터스와 존슨(Masters and Johnson)은 정상적인 성반응과 자극에 대한 생리적인 변화에 대해 기술했다. 그들은 성반응을 흥분기, 고원기, 절정기 및 해소기의 연속적인 4단계로 구분했다. 또한, 카플란(Kaplan, 1974)은 성욕의 개념을 도입해 성욕기, 성흥분기, 절정기로 분류했다. 그리고 이 분류들은 현대 사회에서 여성 성기능 장애를 분류하는 기준이 되고 있다.

    불감증(성기능 장애)은 섹스에서 성적 만족을 얻지 못하는 경우를 말한다. 2009년의 보고에 의하면, 외국 여성의 경우 성기능 장애가 나타나는 경우는 43퍼센트 수준으로 남성에 비해 31퍼센트 정도 높다. 우리나라의 경우에는 2008년 28.5세의 젊은 여성을 대상으로 실시한 조사에서 43.5퍼센트가 불감증을 경험하는 걸로 나타났다. 그중 성욕 장애 44.0퍼센트, 성적 흥분 장애 49.0퍼센트, 질 윤활 장애 37.0퍼센트, 오르가슴 장애 32.0퍼센트, 성 만족도 장애 37.0퍼센트, 성교통이 34.6퍼센트를 차지했다. 이를 통해, 한국 여성이 외국 여성에 비해 성기능 장애가 높고 남성보다 여성이 성생활에 잘 적응하지 못하고 있다는 점을 알 수 있다.

미국의료연합저널에 따르면, 성기능 장애는 성행위에 대한 부정적인 경험과 개인의 전반적인 상태와 깊은 관련이 있다.

이는 여성의 성이 심리와 정서적 요인에 대단히 큰 영향을 받기 때문이다. 즉, 여성 성기능 장애는 선천적-후천적, 일반적-상황적, 기질적-심리적 원인에 의해 유발되며 다양한 요인에 영향을 받는다. 여성의 불감증은 나이, 직업, 결혼 기간, 교육 수준, 종교, 월수입, 만성질환 유무, 체질량지수(Body Mass Index), 폐경, 임신과 출산 횟수 등과 관련된다.

한편, 최근에는 왜곡된 성적 환상을 불러일으키는 매체의 범람으로 인해 스스로를 불감증으로 오해하는 여성도 적지 않다. 매우 드물

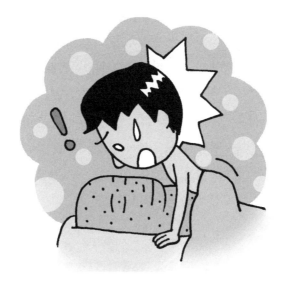

지만 성적 접촉을 한 번도 경험하지 못한 여성도 있을 수 있다. 다만, 우리나라 부부 중 절반 이상이 성기능 장애를 겪는다는 통계를 보면 여성 성기능 장애의 치료에 대한 공감대가 아직은 형성되지 못한 듯 하다. 다만, 요즘에는 여성의 사회적 지위 향상과 개방적인 서구 문 화의 영향으로 여성도 능동적으로 섹스하려는 경향이 높아지고 있다. 즉, 성기능 장애를 하나의 병으로 인식하고 이를 극복하려는 여성이 늘고 있는 것이다.

성욕 장애

성욕 저하는 가장 흔한 여성 불감증 형태의 하나이다. 지속적, 반복 적으로 성적 환상이나 섹스에 대한 욕구가 전혀 없거나 배우자의 성 적 접촉을 수용하지 못하는 상태를 말한다. 심지어, 자위행위 때는 문 제가 없지만 성행위 때만 문제가 생기기도 한다. 여성 성기능 장애의 30~50퍼센트를 차지하며 치료 성공률도 50퍼센트 이하이다.

또, 배우자와의 섹스에 대해 공포심을 느끼거나 두려워하는 성 혐 오의 경우도 성욕 장애에 해당한다. 그 원인은 대체로 성욕 저하증, 성폭력이나 폭력적인 성행위, 질 경련, 성교통, 사생활이 보장되지 않 는 주거 환경, 사회 경제적 스트레스, 임신에 대한 공포 등이다.

성욕 장애가 있는 여성에게는 성적 흥분 장애나 오르가슴 장애가 동반되는 경우도 많다. 성욕 장애는 성반응 주기의 첫 단계인 흥분기 (성욕기) 단계에 문제가 있을 때 일어난다.

성흥분 장애

성적으로 충분히 흥분할 수 없거나 흥분이 유지되지 않는 상황이 지속되어 고통을 겪는 상태이다. 성적 자극을 받으면 여성의 몸에서는 질벽에서 질액이 분비되고 클리토리스가 발기하며 질이 팽창하는 등의 변화가 나타난다. 이는 여성의 성기로 혈액이 공급되기 때문이다. 하지만 성적 흥분 장애를 겪는 여성은 질벽, 음핵, 소음순의 팽창도가 감소하고 질액이 부족해지므로 성교통을 느끼기 쉽다. 또한, 질의 평활근 확장도 원활하지 못해 음경의 수용성이 감소하고 외음부의 감각이 둔해지는 증상이 나타난다.

최근에는 여성 성흥분 장애를 외음부 성흥분 장애, 주관적 성흥분 장애, 혼합형 장애로 분류하기도 한다. 그 원인은 당뇨병, 동맥경화 등과 같은 혈관성 질환으로 인한 혈류량의 저하, 성행위에 대한 불안과 두려움, 배우자에 대한 적개심 등의 심리적 요인, 폐경으로 인한 여성 호르몬의 감소 등이다.

성흥분 장애는 성반응 주기의 두 번째 단계인 고원기(성흥분기)에 문제가 있을 때 발생한다.

오르가슴 장애

가장 많이 발생하는 성기능 장애 중 하나이다. 성적 자극을 통해 충분히 흥분했음에도 불구하고 오르가슴을 느끼기 어렵거나 불가능한 경우를 말한다. 즉, 단 한 번도 오르가슴에 도달하지 못했거나 성행위보다 자위행위를 통해 더 쉽게 오르가슴을 느끼는 경우가 이에 해당한다. 여성의 10퍼센트는 평생 오르가슴 장애를 지닌 채 살아가며,

50퍼센트는 환경과 상황에 따라 오르가슴 장애를 경험한다. 다만, 오르가슴을 한 번 경험한 여성은 그 뒤 더 쉽게 오르가슴을 느낄 수 있다. 그 원인은 클리토리스가 소음이순이나 포피로 덮여 있을 때, G포인트가 개발되지 못했을 때, 출산으로 인한 골반 근육의 약화 및 손상, 질 이완과 질 손상, 클리토리스나 질벽의 혈류 장애 등이다. 또한, 오르가슴 장애는 심리적인 이유에서 비롯되기도 한다. 즉, 오르가슴을 느낄 때 자신을 통제하지 못해 적나라한 모습을 보이는 데 따르는 걱정 등이 원인이 될 수 있다. 이와는 반대로, 오르가슴에 강박적으로 집착하는 경우에도 장애가 나타날 수 있다.

오르가슴 장애는 성반응 주기의 세 번째 단계인 절정 및 해소기 (절정기)단계에 문제가 있을 때 발생한다.

성동통 장애

성행위가 있거나 없는 상태에서 외성기에 지속적, 반복적인 통증이 있어 환자가 고통 받는 경우이다. 반면 성교통은 성행위 시에 외음부나 질에 통증이 수반되는 일을 말한다. 그 증상은 가벼운 것에서부터 섹스가 불가능할 만큼 심한 경우까지 다양하다. 심한 경우, 남성의 성기가 깊이 삽입되면 배나 골반, 허리에 통증을 느끼기도 하며, 며칠씩 아랫배가 아플 때도 있다.

성교통은 발생 시기에 따라 1차성 성교통과 2차성 성교통으로 구분된다. 1차 성교통은 성생활이 시작된 때부터 성교통이 있는 경우이다. 반면, 2차성 성교통은 처음에는 괜찮다가 일정 시간이 지난 후에 통증이 생기는 경우이다. 한편, 질경련은 질의 원위부 1/3의 근육이

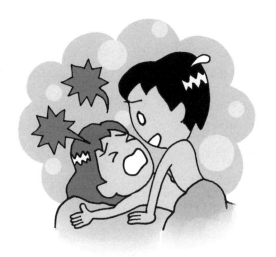

불수위적으로 수축하면서 남성 성기의 질내 삽입을 방해할 때 일어난다. 또, 비성교 동통은 성적 자극이 없는 상태에서 반복적으로 외성기에 통증이 있는 상태이다.

그 원인은 외음부나 질의 염증, 세균 감염으로 인한 자궁내막증이나 골반염증, 출산 시 절개 및 파열된 회음부의 상처, 피임약 복용, 에스트로겐의 분비 부족, 처녀막 폐쇄증이나 비후증, 오랫동안 성행위를 하지 않았을 경우 등으로 다양하다. 기억하기 싫은 첫 경험이나 두려움, 불안감 같은 심리적 요인이 원인이 되기도 한다.

여성 성기능 장애의 치료

여성의 성기능 장애는 치료가 가능한 질환이다. 여성 성기능 장애의 치료를 위해 성교육, 인지행동 치료와 커플 치료, 집에서 쉽게 할 수 있는 훈련, 질병 치료 약제의 변경 및 호르몬 요법 등이 활용되고 있다. 또한 바이브레이터 등을 이용한 자위행위, 오럴 섹스 등도 여성의 성감을 개발하는 효과가 있으므로 여성 불감증 치료에 도움이 된다. 만일, 골반 근육이 이완된 경우라면 케겔 운동이나 바이오피드백을 통해 골반 근육을 강화하면 된다. 이때, 통증이 있는 원인을 제거하는 치료 또한 병행해야 한다. 항문거근의 경련은 골반저근에 대한 물리 치료를 통해 완화될 수 있으며, 질경련은 질확장기를 이용한 치료를 통해 호전될 수 있다. 외음부와 골반의 통증은 다소 복잡하므로 포괄적인 접근이 필요하다.

여성 성기능 장애 치료법은 크게 약물치료와 비약물치료법, 그리고 수술 치료법으로 나뉜다. 약물치료법은 다시 세 가지로 나뉘는데, 그 첫 번째가 갱년기에 접어든 여성이나 폐경이 지난 여성에게 일반적으로 시행하는 호르몬 보충요법이다. 호르몬 보충요법은 질위축증, 성교 통증, 요실금, 안면홍조, 불면증, 우울증, 골다공증을 감소시키며, 감각 기능과 피부의 감수성을 증가시킨다. 두 번째는 남성 발기부전에 쓰는 약으로 알려진 비아그라이다. 비아그라는 여성의 골반 쪽으로 가는 혈액의 양을 늘려 주므로 성기능 장애의 치료에 도움이 된다. 세 번째가 포르스타글라딘, 아포몰핀, 펜톨아민 등의 처방으로, 여성의 성기 쪽으로 가는 혈액량을 증가시켜 성기능 장애의 치료에 도움이 된다.

비약물치료법도 세 가지로 나뉘는데, 그 첫 번째가 진공 치료이다. 진공 장치를 이용하여 성기로 가는 혈액을 증가시켜 질 윤활과 클리토리스 감각 회복에 도움이 된다. 두 번째가 인공윤활제이다. 윤활액 분비 부족이 성기능 장애의 원인이 되는 여성에게 적용해 볼 수 있다. 세 번째가 골반근육 훈련으로, 질 이완이 주된 문제인 여성에게 시행한다. 자기자극치료·전기자극치료·바이오피드백치료 등이 있다.

섹스 매너로 성교통을 극복하자

여성의 질은 흥분하면 어느 정도 부풀어 오르고 열리기도 하지만 평소에는 생리혈이 겨우 나올 정도로 좁은 상태다. 이토록 닫혀 있는 곳에 단단하고 커다란 남성의 그것이 들어오니 당연히 당혹스럽고 아플 수밖에 없다. 이물감이 느껴져 기분이 이상할 테고, 요도가 자극을 받으니 소변이 나올 것도 같다. 항문 쪽으로 자극을 받으면 가스가 나올 것도 같고, 이래저래 미묘한 느낌이 든다.

하지만 여성의 질 안쪽은 흥분하는 정도에 따라 부드러운 애액이 흘러나와 남성의 큰 성기도 충분히 받아들여 움직일 수 있을 정도로 넓고 부드러워진다. 이때 여성의 질 안쪽과 남성의 그것이 서로 마찰하고, 그 마찰 에너지에 의해 오르가슴에 도달하는 것이다.

이때, 남성은 삽입 시 페니스를 무조건 들이밀지 말아야 한다. 서두르지 말고 1cm씩 들어간다는 마음으로 천천히 움직이며 질 안의 느낌을 찾는다. 여성이 통증을 호소하면 다시 1cm 들어가 움직이는 식으로 진행한다. 빠른 속도는 절정에 가까웠을 때 필요한 운동이며, 그 전에는 '천천히, 부드럽게'가 원칙이다. 또한 관계를 하면서도 상대방과 계속 눈을 맞추고 두 손으로 쉼 없이 애무하며 사랑한다고 속삭여 주라. 당신의 배려 깊은 행동에 여성의 성교통은 눈 녹듯 사라질 것이다.

노처녀 시집갔네!

인도 건국의 아버지라 불리는 마하트마 간디. 그는 종교적인 신념에 따라 평생 성생활을 하지 않았다. 37세 때 힌두교 의식에 따라 독신을 맹세한 간디는 평생 독신으로 살았지만, 독신 생활이 얼마나 고통스러웠는지 60대 후반에 이렇게 고백하기도 했다.

"성적으로 결백하게 산다는 것은 마치 칼날 위로 걸어 다니는 것과 같다."

계속 되는 몽정과 수면 중의 발기로 고통을 겪던 그는 결국 79세에 사망할 때까지 밤마다 젊은 여성들에게 벌거벗은 몸으로 자신의 몸을 따뜻하게 해 주도록 요구했다. 그 젊은 여성들은 간디와의 밤을 이렇게 설명했다.

"간디와 같이 자면서, 성욕은 억압하면 할수록 더 자극적이고 노골적으로 나타난다는 것을 알게 되었다."

간디의 경우는 자신의 신념에 따라 스스로 성생활을 기피한 경우지만, 여러 가지 이유로 성기피증을 갖게 된 사람들이 있다. 이들의 결혼 생활은 불행할 수밖에 없다. 노골적으로 잠자리를 피할 수는 없으므로 대개 '머리가 아프다'는 등의 이유를 대거나, 아이들을 핑계로 침실문을 열어놓는 등 가급적 부부 둘만의 시간을 피하려 한다.

여성의 경우는 화장을 하지 않거나 지저분한 옷을 골라 입는 등 외모에 전혀 신경을 쓰지 않기도 한다. 이런 증상이 오래 지속되면 부부간의 성행위는 기쁨이나 즐거움이 아니라 의무와 노동으로 전락할 수밖에 없다.

성기피증이 있는 미혼여성의 경우 데이트는 하지만 성적인 접촉을 한사코 거부한다. 또 자신의 성적 매력을 반감시키기 위해 남성적인 행동만 골라 하거나, 펑퍼짐한 옷을 입어 몸매를 감추기도 한다. 성기피증이 더 심해지면 이성이 손을 대기만 해도 소름이 끼치도록 싫고 불안 발작을 일으킨다. 흔하지는 않지만 질 경련증의 경우도 이와 마찬가지다.

여성의 성기능 장애 중에서 가장 흔한 형태는 성욕저하증이다. 적극적으로 성을 멀리하지는 않지만, 성적으로 별다른 감흥이 없기 때문에 이성의 손길에 몸을 내맡기고 수동적으로 가만히 있는 것이다. 성관계를 해도 아무런 반응을 보이지 않는 여성들을 남자들이 좋아할 리가 없다. 이 여성들은 정말 성적인 에너지가 하나도 없는 것일까. 그렇지는 않다.

일 년 전 우리 병원을 찾아온 노처녀 환자가 그런 경우였다. 그녀는 성인이 된 후 몇 명의 남자 친구를 사귀었지만 번번이 차이고 말았다. 처음에 사귄 남자 친구와는 성적인 접촉을 거부해서 헤어지게 되었다고 했다.

"저는 그냥 같이 저녁 먹고 영화 보러 다니는 것만으로도 좋았는데 남자 친구가 잠자리를 너무나 원하는 거예요. 두렵기도 하고 해서 몇 번인가 '다음에 하자.'고 미뤘더니 자신에 대한 애정이 없는 걸로 판단했는지 남자 친구가 연락을 끊어 버리더군요. 그 일이 저한테는 꽤 상처가 되었어요. 아마 제가 그 친구를 많이 좋아했었던 것 같아요."

남자 친구를 잊지 못해 방황하던 그녀는 어느 날 술기운을 빌려 한 남자와 첫 관계를 가졌다. 대단한 용기가 필요한 일이었던 만큼 그 결과도 만족스러웠다면 얼마나 좋았으랴. 그러나 첫경험의 혹독한 고통만 맛보았을 뿐이었다. 그 뒤로도 몇 번 남자들과 잠자리를 가져 보았지만 그녀는 여전히 특별한 느낌을 받지 못했다. 남녀가 섹스할 때 왜들 그렇게 황홀한 표정을 짓고 신음소리를 내는 것인지 그녀에게는 도저히 이해 불가능한 일이었다. 남자들도 지극히 수동적이고 밋밋하기만 한 그녀와의 잠자리를 그다지 좋아하지 않았다.

그렇게 20대를 보내고 노처녀가 된 그녀가 나를 찾아온 것은 뒤늦게 찾아온 사랑 때문이었다. 귀공자풍의 외모에 따뜻한 심성을 가진 한 남자에게 한눈에 반해 버린 것이다. 그녀는 그 남자가 너무나 좋은데, 또 차일까 두려워 잠자리를 피하고 있다고 했다. 그녀는 자신의 성욕 저하증은 어찌할 수 없더라도 질성형으로 잠자리에서 그를 기쁘게 할 수 있지 않을까 하는 희망을 가지고 있었다.

나는 그녀의 성감을 둔하게 하는 긴 소음순을 예쁘게 정리하고, 포피에 싸인 음핵을 살짝 노출시켰으며, 성관계 시 적당한 조임을 줄 수 있도록 임플란트 질성형 시술을 했다. 결과는 대성공이었다. 수술을 받고 난 후 그 남자와의 관계가 급격히 가까워진 것이다.

얼마 후, 그녀가 결혼에 골인했다는 소식을 듣고 얼마나 흐뭇했는지 모른다. 그것만으로도 충분히 감사한 일인데, 그 노처녀의 친구들까지 줄줄이 우리 병원에 와서 수술을 청하는 게 아닌가! 이 모든 것이 임플란트질성형 덕분이라고 생각하며, 오늘도 한 분 한 분의 환자에게 최선을 다하고 있다.

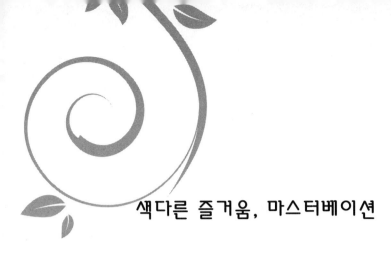

색다른 즐거움, 마스터베이션

여자들이 참 꺼내기 힘든 화제 중 하나가 마스터베이션이다. 여자들끼리 있을 때도 누군가 마스터베이션 이야기를 꺼내면 분위기는 금세 싸해진다. 듣는 이의 반응은 몇 가지로 유형화된다. 민망한 웃음으로 때우거나, 헛기침을 하거나, 황급히 다른 화제로 돌리는 것이 그것이다. 논리적으로는 여성도 남성과 똑같이 성욕을 가진 존재라는 것을 인정하면서도 어릴 때부터 학습된 정서가 그것을 자연스럽게 수용하지 못하기 때문이다.

여자들끼리도 그럴진대 하물며 남편이나 남자 친구 앞에서 마스터베이션 이야기를 꺼내 보라. 자기들끼리는 '손마담'이 어쩌고 실없는 농담을 주고받을지라도, 자신의 아내나 여자 친구가 마스터베이션 이야기를 꺼내면 '이 여자가 왜 이러나?' 하는 표정으로 당황해서 어쩔 줄을 모를 것이다.

당연한 이야기지만, 여성도 성욕을 가진 존재이다. 생물학적으로 남성보다 덜할 것도, 더할 것도 없다. 성욕을 일으키는 호르몬은 남성 호르몬인 테스토스테론이다. 이 테스토스테론은 남성이 여성보다 훨씬 더 많이 분비되지만 효과 면에서는 동일하다. 예방주사를 맞을 때 아이가 맞는 주사약의 양은 어른보다 적지만 효과는 동일한 것처럼, 남성의 몇 십분의 일밖에 안 되는 미량의 호르몬으로도 여성은 남성과 같은 양의 성욕을 느낀다. 다른 게 있다면, 남성은 발화점이 낮은 기름과도 같아서, 성적인 자극에 대해 훨씬 더 빠르고 예민하고 즉각적으로 반응한다는 것뿐이다.

성욕은 식욕이나 수면욕처럼 인간의 기본적인 욕구이다. 이 욕구가 있어 우리는 사랑하는 사람과 만지고 쓰다듬으면서 서로를 위로하고, 몸의 기쁨을 나눌 수 있는 것이다. 아무 자제력 없이 성욕을 표현하고 발산하는 행위도 문제가 되지만, 성적인 욕망을 과도하게 억누르는 것도 좋지 않다. 특히 우리 여성들은 자신의 욕구에 대해 좀더 너그러워질 필요가 있다. 성욕은 수치가 아니라 자신이 건강하다는 증거이기 때문이다.

가끔은 마스터베이션으로 성적 긴장을 푸는 것도 도움이 된다. 마스터베이션은 성적 파트너가 없는 싱글들의 전유물이 아니다. 성을 즐기고 싶지만 용기가 나지 않는 여성, 남편과의 잠자리에서 오르가슴을 얻지 못하는 여성들은 마스터베이션을 통해 오르가슴의 경험을 쌓을 필요가 있다. 고학력 여성일수록 마스터베이션을 많이 하는 것은 자아를 찾으려는 의지가 강하기 때문이다.

결혼 전에 마스터베이션을 즐기던 여성도 결혼을 하면 확실히 그 빈도가 줄어든다. 남편을 두고 '혼자서 즐긴다.'는 게 좀 부끄럽기도

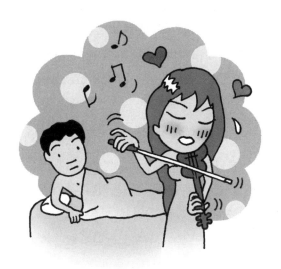

하고 왠지 모를 죄의식을 느끼게 하기 때문이다. 하지만 자위는 죄가 아니다. 결혼한 남성들도 가끔은 자위를 즐긴다. 밥만 먹는 사람도 때로는 분식으로 한 끼를 해결하고 싶을 때가 있는 법이다.

부부라면 서로 마음을 열고 마스터베이션에 대해서도 솔직한 대화를 나눌 수 있어야 한다. 여성의 자위는 부부 관계에도 좋은 영향을 미친다. 자위를 할수록 성감이 개발되어 남편과의 잠자리에서 빨리 오르가슴에 이르는 방법을 터득하게 되기 때문이다. 남편 입장에서도 오르가슴을 못 느끼는 목석같은 아내보다 매번 오르가슴을 여러 번 느끼는, 즐길 줄 아내가 더 만족스럽고 사랑스러울 것이다.

간혹 자위를 많이 하면 소음순이 검어진다고 오해하는 분들이 있는데, 그것은 사실이 아니다. 소음순의 색깔을 결정하는 것은 멜라닌 색소의 농도이다. 사춘기가 지나면 성기에 멜라닌 색소가 착색되기 시작해, 성기 주변의 색깔이 다른 피부보다 짙어지게 된다. 물론 개인차가 있다. 사람마다 피부색이 다르듯 소음순의 색깔도 멜라닌 색소의 농도에 따라 다르다. 따라서 자위행위를 많이 하거나 잦은 성관계 때문에 여성의 소음순이 검어진다는 속설을 곧이곧대로 믿고 고민하지 말기 바란다.

마스터베이션에 대한 모든 편견을 내려놓고, 자신의 느낌에만 집중하라. 마치 악기를 연주하듯이 온몸 구석구석에 분포된 성감대를 애무하며 쾌감의 차이를 느껴보라. 흥분이 고조되면 클리토리스의 양 옆을 오른손의 인지와 중지로 가볍게 끼듯이 대고 위아래로 또는 원을 그리듯 마찰해 보라. 몸이 원하는 대로 완급과 강약을 조절하다 보면 어느 순간 온몸이 흔들리는 전율과 솟구치는 쾌감을 만끽할 수 있을 것이다.

러브 토이(Love Toy)

러브 토이(Love Toy)란 말 그대로 섹스를 위한 장난감 즉, 성적인 쾌감을 느끼기 위해 사용하는 기구이다. 본래는 혼자서 성적인 쾌감을 얻고 싶을 때 사용하는 1인용 기구이지만 남편과의 잠자리에서 적절히 사용하면 더욱 감각적인 성생활을 즐길 수가 있다.

러브 토이의 종류는 여성용과 남성용으로 나뉜다. 여성용 러브 토이로는 '딜도'라고 해서 남성의 음경을 형상화한 삽입형 기구와, 흔히 바이브레이터라고 부르는 안마기 같은 진동기가 대표적이다. 남성용으로는 여성의 성기를 형상화한 부드러운 재질의 성기 모형이나 인형 같은 것들이 있다.

얼마 전까지만 해도 사람들은 남녀의 성기를 노골적으로 형상화한 이 러브 토이들을 흉측한 물건으로만 생각했다. 성적으로 뭔가 특별한 취향을 가진 사람들, 포르노 산업에 종사하는 사람들이 사용하는 물건으로 백안시해 온 것이다.

그러나 이 기구가 처음 만들어진 것은 의료용 목적에서였다. 의사들은 여성의 성기를 자극하여 신경증을 치료하려고 했고, 이때 사용되었던 기구가 바이브레이터의 시초가 된 것이다. 심리학자 베티 도슨은 오르가슴 장애 집단을 치료하기 위해 바이브레이터를 권장하기도 했다. 이후 바이브레이터는 페미니스트들에 의해 여성의 성적 만족을 위한 도구로 사용되기 시작하였다.

최근 우리 사회 분위기가 개방적으로 변하되면서 이러한 러브 토이를 즐기는 사람들도 상당히 늘었다. 특히 섹스리스 부부들 사이에서 러브 토이가 인기를 끌고 있다. 수요가 많아지면서 러브 토이의 기능도 점차 다양해지고 있는 추세다. 촉감이나 재질이 사람의 것과 거의 흡사한 것이 개발되기도 하고, 성감을 극대화한 딜도도 선보이고 있다. 파트너가 없는 독신 남녀들도 이제 마음만 먹으면 얼마든지 혼자서 성적인 만족을 얻을 수 있는 세상이 된 것이다. 결혼한 지 수년이 지났음에도 오르가슴을 느끼지 못한 여성이라면 바이브레이터를 이용해 보는 것도 좋을 것이다. 당신을 오르가슴으로 인도하는 좋은 동반자가 될 것이다. 그러나 주의할 점이 있다. 딜도나 남성용 자위 기구는 성욕을 스스로 해결하게 하는 기특한 일면이 있는 반면, 너무 자주 사용할 경우 정작 사람과 하는 섹스에서 만족을 느끼지 못하게 되는 단점이 있다.

기구가 주는 자극이 사람과의 섹스에서 얻을 수 있는 감각보다 훨씬 자극적이기 때문에 이 기구에만 너무 의존하게 되면 사람과의 섹스에서 만족을 느끼기가 점점 어려워지게 된다. 사람과의 섹스가 친밀감과 사랑의 확인이라는 정서적 감각을 동반하기는 하지만, 섹스 자체에서 늘 일정한 감각과 즐거움을 느끼기란 쉽지 않은 일이다.

러브 토이는 그야말로 장난감일 뿐, 사람의 대체물이 될 수는 없다. 그러므로 불감증을 극복하고 오르가슴의 경험을 축적하는 정도로 적절히 사용하는 것이 중요하다고 할 수 있다. 섹스는 사람과의 일이어야 한다. 그리고 가능하면 사랑하는 사람과 애정과 친밀감을 느끼면서 하는 것이 더 좋다. 혼자 하는 섹스는 불가능한 것도 아니고 언제나 나쁜 것도 아니지만 러브 토이는 수단이지 목적이 아니라는 점을 꼭 명심하자.

사보리 Tip

손은 깨끗이, 뒤처리는 깔끔히

1. 자위 횟수를 적절히 조절한다.
2. 일상생활이나 이성과의 성생활에 방해가 되지 않게 한다.
3. 혼자서 문을 잠그고 한다.
4. 위험한 이물질들을 사용하지 않는다.
5. 딜도 사용 시 남편 것보다 작거나 덜 두꺼운 것을 쓴다.
6. 바이브레이터를 사용한다면 강도를 약하게 한다.
7. 러브 토이는 정말 개인적으로 사용해야 한다. 가능하면 소독할 수 있는 것이어야 하고, 남과 돌려써서는 안 된다.

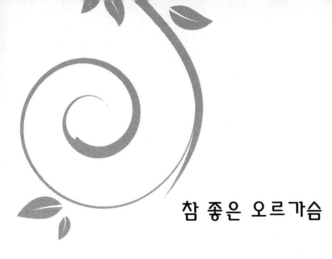

참 좋은 오르가슴

섹스는 사람의 몸에 참 좋은 보약이다. 섹스는 근육의 긴장을 풀어주고, 통증을 완화시키며, 혈액 순환을 활성화시킨다. 뇌를 자극하므로 노화나 치매, 건망증이 억제되고 뇌졸중 예방 효과도 얻을 수 있다. 자궁이 튼튼해지며, 에스트로겐 분비를 촉진시켜 피부에도 도움이 된다. 우리 몸의 면역력을 강화시키는 면역 글로불린 A의 분비가 증가돼 감기나 독감도 예방할 수 있다. 섹스 시 평균 200~400㎉가 소모되므로 다이어트 효과도 볼 수 있다.

때로, 사람들은 섹스가 심장에 부담이 된다고 걱정한다. 하지만 섹스는 오히려 심폐 기능을 강화시킨다. 섹스 때에 심장에 가해지는 압박은 계단을 올라갈 때와 비슷한 수준이다. 실제로, 섹스가 원인이 돼 심장마비가 일어날 확률은 전체의 1퍼센트에 불과하다고 한다. 단, 한 가지는 주의해야 한다. 섹스 중 심장마비로 사망하는 사람의 75퍼센트 이상은 혼외정사를 즐기는 사람이다.

인간의 섹스 시간은 그리 길지 못하다. 섹스에서 오르가슴에 이를 때까지 남성은 평균 2분 30초, 여성은 평균 13분 정도가 소요된다고 한다. 이는 어쩔 수 없는 일이다. 원래, 포유류는 대체로 교미를 빨리 끝낸다. 감시를 게을리하다가는 언제 천적에게 공격당할지 모르기 때문이다. 즉, 인간의 섹스 시간이 짧은 것은 종족 보존을 위한 자연의 섭리인 셈이다. 그러나 그 짧은 시간에 인간은 얼마든지 오르가슴에 도달할 수 있다.

특히, 여성의 오르가슴은 남성의 그것과는 비교가 안 될 만큼 강력하다. 실제로, 오르가슴을 느낄 때 일어나는 여성의 질 수축 작용은 바나나를 껍질째 끊어 버릴 수 있을 정도이다. 이때, 여성은 단지 젖는다는 정도의 감각을 자각하지만 몸의 반응은 훨씬 더 강렬하다. 보통 오르가슴에 이르면 체온 상승, 동공 확대와 같은 현상이 나타난다. 혈압은 평균 150~160에 이르고 때로는 300까지도 급상승한다. 혈중의 산소가 줄어들고 탄소가 증가하면서 1분에 40회 정도의 과호흡 현상도 나타난다. 절정에 다다르면, 여성이 입을 크게 벌리고 헐떡이는 건 이 때문이다.

의학적으로 오르가슴은 성적 자극으로 인해 유발되는 무의식중의 근육 경련에 지나지 않는다. 다만, 여성들은 외음부 주변의 잔잔한 떨림부터 몸 전체를 관통하는 극치감에 이르기까지 다양한 느낌을 경험한다. 그렇다고 오르가슴이 격렬한 쾌감만을 선사하는 것은 아니다. 오히려, 여성들은 오르가슴 이후 온몸의 긴장감이 해소될 때의 행복감, 안도감에서 비롯되는 평화에서도 커다란 만족을 얻는다. 물론, 여성들 모두가 첫 섹스에서 오르가슴을 느끼는 것은 아니다. 여성은 섹

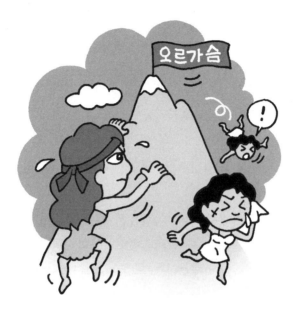

스의 경험을 쌓아 가면서 점점 더 깊은 성적 만족감을 얻게 된다. 하지만 걱정할 필요는 없다. 여성의 성적 쾌감은 학습을 통해 서서히 습득되다가 36~38세에 최고조에 이른다.

　여성의 오르가슴은 사람에 따라 변화의 폭이 매우 크다. 여성의 오르가슴이 신비한 것은 아마도 그것의 예측 불가능성과 불확실성 때문인지도 모른다. 왜, 어떤 여성은 오르가슴을 경험하고 어떤 여성은 경험하지 못하는 걸까? 왜, 어떤 남성과는 쉽게 도달하는 반면 또 다른 남성과는 도달하지 못하는 걸까? 왜, 여성의 몸은 이런 식으로 진화했을까? 이는 매번 오르가슴을 통해 사정에 이르는 남성과는 매우 다른 특징이다. 남성의 몸은 수정이 잘되게 하기 위해 자궁 안으로 정자를 깊숙이 밀어 넣도록 설계되어 있다.

하버드대학교의 생물학과 교수인 굴드(Stephen Jay Gould)는 여성들의 섹스에서는 오르가슴이 1차적인 목표가 아니라고 했다. 오히려, 여성들은 섹스에서 정서적인 합일을 추구하며 남성의 성기가 삽입되는 순간에 가장 큰 쾌감을 느낀다는 것이다. 실제로, 영국의 한 조사에서 여성의 71퍼센트가 오르가슴이 없어도 섹스에서 큰 만족을 얻을 수 있다고 답하였다. 여성들의 성적 쾌락을 위해 오르가슴이 필요하다고 믿는 비율은 오히려 남성들이 10퍼센트나 더 높은 것으로 나타났다.

그 믿음에 답하기 위해서일까? 여성들은 종종 파트너와 섹스 할때 오르가슴을 가장한다. 한 조사에서는 파트너와의 성행위에서 오르가슴을 연기하는 여성이 98퍼센트나 되는 것으로 나타났다. 물론, 여성은 마음만 먹으면 얼마든지 오르가슴을 가장할 수 있다. 대부분의 남성들은 섹스를 할 때 파트너가 직접 말하지 않는 이상 오르가슴을 느꼈는지 어땠는지를 알 수가 없다. 그래서 다른 남자와의 관계를 숨기거나, 귀찮은 섹스를 빨리 끝내고 싶은 여성들은 때로 오르가슴을 가장하기도 한다.

남자는 섹스를 위해 결혼하고, 여자는 결혼을 위해 섹스한다고 한다. 남성에게 오르가슴은 섹스의 필요조건이지만, 여성에게는 단지 충분조건이라고 한다. 틀린 이야기는 아니다. 그러나 다음의 조사 결과는 오르가슴에 대한 여성들의 의식을 엿볼 수 있다. 남편과의 성행위에서 자주 오르가슴을 느끼는 아내의 94퍼센트가 신혼 때와 마찬가지로 여전히 남편을 사랑한다고 했다. 반면, 오르가슴을 드물게 경험하는 기혼 여성은 61퍼센트만이 남편을 사랑한다고 답했다. 오르가슴을 더 자주 경험하는 여성의 결혼생활이 그만큼 더 행복하다는 것을 알 수 있다.

남녀를 불문하고 섹스가 주는 최고의 즐거움은 오르가슴이다. 여성들도 이제 오르가슴을 가장하지 말고, 당당히 전희를 요구하자. 여성들은 신체구조상 손과 입을 사용하는 애무를 받아야 오르가슴에 도달할 수 있다. 남성들은 전희가 삽입 섹스의 형식적인 전 단계가 아니라, 섹스에 꼭 필요한 요소임을 깨달아야 한다. 가장 멋진 남성은 파트너에게 오르가슴을 선사하는 남성이다. 그녀와 함께 오르가슴의 문을 열기 위해서는 95퍼센트의 헌신과 5퍼센트의 지식이면 된다. '5퍼센트의 지식'을 채우기 위해서는 그녀가 좋아하는 것과 싫어하는 것을 알면 된다.

생리 주기는 여성의 오르가슴과 일정한 관련이 있다. 대개의 여성들은 생리 시작 약 16일 전부터 시작되는 배란기에 성욕이 가장 왕성하다. 이는 배란기가 임신을 하는 데 가장 적합한 시기이기 때문이다. 반면, 여성들은 생리가 가까워오면 감정의 기복이 심해지는 생리전증후군을 겪게 된다. 생리전증후군은 대개 생리혈의 출혈이 끝남과 동시에 끝난다. 어느 날, 그녀가 당신을 열렬히 원하거나 느닷없이 짜증을 낸다면 생리전증후군을 의심해라.

마법에 걸린 그녀, 분위기에 따라 섹스도 OK?

1. 베개토크로 기분 업!

생리 기간, 저조한 그녀의 바이오리듬을 끌어올리기 위한 노력이 필요한 때다. 여성은 몸보다 머리가 먼저 자극을 받아야 한다. 남성은 섹스 영상처럼 눈으로 보는 것에 탐닉하고, 여성은 에로틱한 이야기를 읽으며 머리로 먼저 즐긴다는 이야기도 있지 않은가.

생리 중이라도 부부간의 교감의 끈은 유지하는 것이 중요하다. 일단 파트너와 함께 침대에 나란히 누워 도란도란 이야기를 나누며 저조한 기분을 끌어올리자. 침대에 누웠다고 해서 꼭 야하고 도발적인 대화일 필요는 없다. 전날 회사에서 있었던 일이나 일요일의 브런치 계획 같은 사소한 이야기부터 시작한다. 서서히 기분이 풀리면 그가 그녀의 가슴을 만지작거리는 정도는 눈감아줄 수 있게 될 것이다.

2. 마법에 걸린 날, 컬러테라피를 즐겨라

한 달에 한 번 오는 '그날', 몸 상태가 좋지 않으니 괜히 짜증내고 집안 분위기를 다운시키기 일쑤다. 이럴 때는 간단한 컬러테라피로 주변 분위기를 한번 바꾸어 보는 것도 좋은 방법이다.

노란색 같은 밝고 가벼운 색으로 바꾸는 것만으로도 기분이 한결 나아질 것이다. 부엌 식탁 위의 과일은 사랑의 에너지와 관련이 있다고 한다. 레몬은 우리 몸의 피로를 푸는 데 좋을 뿐만 아니라 화사한 노란색이 주변 분위기까지 밝게 바꾼다. 여기서 중요한 것은 양. 레몬 하나는 생뚱맞고 초라해 보이지만 큰 접시에 가득 쌓인 레몬들은 강렬한 인상을 주기에 충분하다.

진료실에서 온 편지

느끼지 못해요

찬바람이 불기 시작하는 늦가을 오후였다. 40대 중반으로 보이는 한 여성이 진료실에 들어섰다. 세련된 헤어스타일에 고급스러운 옷차림을 하고는 있었지만, 어쩐지 그 눈빛이 공허해 보이는 여성이었다.

"저는 45세인데요. 스무 살 때부터 한 번도 일을 쉰 적이 없어요. 결혼하고도 마찬가지였죠. 집안일 하랴 애 키우랴 직장 생활하랴 바쁘게 살다 보니 어느덧 이 나이를 먹게 되었어요. 남편과의 관계도 원만한 편이었는데 이상하게 몇 년 전부터 성감이 떨어지는 거예요. 남편이 아무리 애를 써도 느끼질 못해요. 오르가슴도 못 느껴요. 그러다 보니 서로 거리감이 생기게 되고 남편도 요즘엔 잠자리를 피하는 눈치예요. 권태기가 온 것 같아 정말 걱정이에요. 원장님! 저 좀 도와주세요. 저도 한 번 느껴 봤으면 좋겠어요. 다시 오르가슴도 느껴 보고 남편과의 관계도 회복해서 즐기면서 살고 싶어요."

출산 후 자녀 양육과 바쁜 일상 속에서 지내다 보면 정작 자기의 성감은 줄어들고 남편과의 잠자리에서 어떤 감흥도 느끼지 못하는 경우가 의외로 많다. 성감은 주로 촉각의 자극이 대뇌피질로 전해질 때 느끼게 되며, 오르가슴은 클리토리스와 질을 통해 전달된다. 지스폿의 자극에 의해서도 오르가슴에 도달한다. 그렇기 때문에 여성이 오르가슴에 도달하기 위해서는 성 상대의 역할이 중요하다고 볼 수 있다.

그러나 이 여성처럼 전혀 느끼지 못하는 경우에는 성감을 증진시키는 수술이 도움이 될 수 있다. 진찰을 해 보니, 이 여성의 질은 두 번의 출산으로 상당히 넓어져 있었고, 음핵(클리토리스)도 포피에 많이 덮여 있는 상태였다.

나는 먼저 임플란트질성형으로 질 내부를 속싸개처럼 탄력 있게 감싸 주었고, 쌍꺼풀 수술을 하듯 음핵을 벗겨 주었다. 그리고 질 안쪽 지스폿에 볼을 넣어 주는 양귀비 수술을 같이 진행하였다.

수술 결과는 만족스러웠다. 가지런해진 소음순의 모양도 성공적이었고, 음핵의 노출 정도와 지스폿의 볼륨도 적당했다. 몰라보게 변화된 여성의 모습을 보며, 나는 남편의 적극적인 잠자리를 예상할 수 있었다.

그러나 수술 후 남편과 첫 성관계를 치렀다는 그녀의 표정은 무덤덤했다. 좋다고도, 안 좋다고도 할 수 없는 애매한 느낌인 듯했다.

"그저 그래요. 남편도 별 반응 없고, 저도 아프기만 하네요."

눈에 확 띄는 수술 결과 때문에 기대를 너무 많이 한 것일까. 그녀의 무덤덤한 반응에 조금은 서운하기까지 했다. 나는 차차 좋아질 것이라며 그녀를 다독였다. 환자에 따라 수술 후 바로 좋아졌다는 분도 있지만, 점점 관계를 가지면서 좋아지는 경우도 흔히 있었기 때문에 기대를 저버리지 않았다.

2개월 후, 그녀가 다시 병원을 찾아왔다. 나는 웃으며 물었다.

"요즘도 그저 그러세요?"

그녀는 부끄러워하면서도 분명하게 대답했다.

"아니요, 요즘은 정말 좋아요!"

처음 상담하던 날, '오르가슴을 다시 느끼고 싶다.'고 되뇌던 그녀의 공허한 눈빛이 떠올랐다. 여성성형을 하고 난 후 그들 부부는 서로 조금씩 노력을 했다고 한다. 무뚝뚝한 남편은 내심 그녀와의 잠자리가 좋았는지 자주 잠자리를 요구했고 예전과 달리 적극적인 모습을 보였다고 했다. 남편의 새로운 모습에 자극받은 그녀도 적극적으로 호응했으며, 오르가슴을 느낄 수 있었다고 했다.

사실 수술로 성감을 올렸다고 해서, '남편도 뿅 가고 본인도 뿅 간다.'는 말은 어느 정도 과장이 아닐까 싶다. 부부가 관계회복에 대한 필요성을 느끼고 노력한다면 그 어떤 시련도 이겨낼 수 있지 않을까?

또한 시술한 의사로서의 경험으로 미루어, 임플란트질성형술을 받은 여성의 남편들은 수술 후 잠자리 만족도가 상당히 높은 편이다. 아마도 임플란트질성형이 나이가 들어 활력을 잃고 소극적으로 변한 남편의 성본능을 일깨워주고, 부인에게는 제2의 성생활로 접어들게 하는 중간 역할을 하는 것이 아닐까 싶다.

파도치듯 밀려온다, 오르가슴 오르가슴

　여성이 오르가슴을 느끼면 질 바깥 부분과 항문 주변의 근육이 1초에 3~10회까지 파도치듯 수축된다. 이후, 서서히 속도가 빨라지다가 마침내 질 내부가 경직되는 듯한 상태에 빠지게 된다. 이것이 바로 오르가슴이다. 여성이 오르가슴을 느낄 때는 오르가슴 융기도 함께 일어난다. 이는 질구 부근의 근육이 흥분하면서 서서히 부풀어 오르다가 수축하면서 전신에 퍼지는 현상이다.

　여성의 오르가슴은 주로 클리토리스와 질을 통해 전달된다. 클리토리스 오르가슴은 외음부 신경 경로를 따라 전달된다. 그리고 질 오르가슴은 골반 신경 조직을 따라 전달된다. 이 때문에 클리토리스 오르가슴을 느끼면 잡아당기는 느낌이 들고, 질 오르가슴을 느끼면 밀어내는 느낌이 든다. 또한, 이 두 개의 신경 조직은 척추에서 부분적으로 서로 겹쳐진다. 이로 인해, 클리토리스와 질에서 야기된 오르가슴이 서로 섞이는 혼합 현상이 일어나기도 한다.

여성은 섹스를 할 때 마스터스와 존슨의 성반응 주기가 서로 겹치면서 나타난다. 여성이 한 번의 섹스에서 여러 번 오르가슴을 느끼는 것은 이 때문이다.

또, 여성들은 저마다 오르가슴을 다른 방식으로 경험하게 된다. 이는 여성의 몸에 성감대가 풍부하기 때문이다. 여성은 성감이 개발되고 성적 쾌감에 익숙해지면 몸의 모든 성감대를 통해 오르가슴을 느낄 수 있다. 이를 가리켜 하트먼, 피시안, 캠벨 같은 섹스 치료사와 학자들은 '오르가슴 지문'이라고 표현한다.

여성들도 오르가슴을 느끼면 사정을 한다. 이 분비물은 요도 측선에서 나와 요도로 이어지며 정확한 명칭은 150스케네선이다. 여성 사정은 사람에 따라 항상 하기도 하고, 가끔 하기도 하고, 전혀 안 하기도 한다. 다만, 여성 사정은 그 양이 매우 적기 때문에 (2~3cc) 아예 그 존재를 깨닫지 못하거나 질 분비물로 생각하는 경우도 많다.

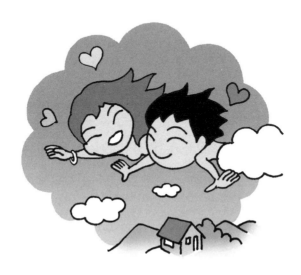

클리토리스 오르가슴

클리토리스 오르가슴은 외음부 신경 경로를 통해 이루어진다. 실제로, 대다수의 여성들은 클리토리스에 자극을 받아야만 오르가슴에 이를 수 있다. 주로 손이나 입, 딜도나 바이브레이터가 사용되며 삽입 섹스를 통해서도 가능하다. 하지만 클리토리스 오르가슴이 오직 클리토리스만을 통해 얻어지는 것은 아니다. 클리토리스 오르가슴은 클리토리스, 질 전정, 오르가슴 플랫폼 등이 포함되는 좀 더 넓은 영역에서 얻어진다. 페미니스트들은 클리토리스 오르가슴을 열렬하게 지지한다. 남성과 삽입 섹스를 하지 않아도 오르가슴에 도달할 수 있기 때문이다.

질 오르가슴

질 오르가슴은 골반 신경 경로를 통해 이루어진다. 클리토리스에서 두 개의 촉수가 질벽을 따라 뻗어 나와 있으므로 질을 통해 오르가슴에 도달하는 일이 가능하다고 한다. 질 오르가슴은 삽입 섹스 시 골반 근육이 수축할 때도 느낄 수 있다. 남성 성기의 다양하고 규칙적인 피스톤 운동이 신경 말단을 자극하기 때문이다.

1920년대, 프로이트는 '음핵 질 이전설'을 통해 여성이 어릴 때는 클리토리스, 성인이 되면 질을 통해 성적 쾌감을 느낀다고 주장했다. 즉, 클리토리스 오르가슴은 유아적인 오르가슴인 반면 질을 통한 오르가슴은 성숙한 오르가슴이라는 의미이다. 그리고 이를 통해 여성의 오르가슴이 정식화되고 여성도 하나의 성적 주체로 인정받게 되었다.

G포인트 오르가슴

G포인트 오르가슴은 골반 신경 경로를 통해 이루어진다. 에르네스트 그레펜베르크 박사가 처음으로 발견하고 존 D. 페리 박사와 비벌리 위플 박사가 그의 이름을 따서 G포인트이라고 명명했다. '여신의 스폿'라고도 불리는 G스폿은 질구에서 4~5㎝ 정도 들어간 질 내벽 윗부분에게 위치한다.

크기는 강낭콩에서 완두콩만 하며, 여성이 흥분하면 내부에서 볼록 튀어나온다. 다만, G포인트를 손으로 느끼려면 성적인 흥분 상태여야만 한다. G-스폿 오르가슴은 질 오르가슴과 비슷하지만 여성에 따라서는 최고의 극치감을 느끼기도 한다. 여성들 중에는 G스폿에 자극을 받으면 사정을 하는 사람도 있다. 하지만 G포인트가 여성의 사정과 항상 관련된다고는 보기 힘들다.

요도 오르가슴

어떤 여성들은 요도를 통해 오르가슴을 느끼기도 한다. 이는 요도의 삼면이 클리토리스의 몸체에 둘러싸여 있기 때문이다. 클리토리스와 질 입구 사이에 위치한 요도는 삽입 섹스 시 피스톤 운동을 할 때 자극받으며, 손이나 입을 통해 섬세하게 애무해도 자극을 받는다.

자궁 경부 오르가슴

자궁 경부 오르가슴은 골반 신경 경로를 통해 이루어진다. 자궁 경부에 깊고 지속적인 압박이 가해질 때 경험할 수 있다. 때때로, 여성 중에는 자궁 경부가 꽉 찬 상태를 즐긴다는 사람이 있다.

특수 성감대 오르가슴

특수 성감대 오르가슴은 1차 성감대가 아닌 유두, 입, 목, 허벅지, 엉덩이 등에 자극을 받아 오르가슴을 느끼는 경우이다. 2차 성감대에 대한 애무만으로도 오르가슴을 느낄 만큼 여성의 피부와 감각은 예민하다. 질의 수축을 동반한 전신 오르가슴의 형태를 띤다.

혼합 오르가슴

혼합 오르가슴은 성감대가 동시에 자극받을 때 경험할 수 있다. 외음부 신경 경로와 골반 신경 경로가 동시에 자극을 받을 때 발생하므로 성적 쾌감이 매우 강렬하다. 즉, 여성은 클리토리스와 G포인트가 동시에 자극받을 때, 남성은 페니스와 전립선이 동시에 자극받을 때 이런 현상이 일어난다.

사브리 TIP

어젯밤, 오르가슴 느끼셨어요?

여성이 느끼는 오르가슴은 극히 주관적이고 개인적인 것이다. 똑같은 강도의 쾌감이 주어져도, 어떤 여성은 '오르가슴을 느꼈다.'고 생각하고, 어떤 여성은 '좋긴 했지만 오르가슴에는 이르지 못했다.'고 생각한다. 다음에 열거한 것은 여성이 극치감에 다다랐을 때에 나타나는 신체 반응으로, 이중 5가지 이상 해당한다면 당신은 어느 정도 오르가슴을 경험하고 있다고 볼 수 있다.

1. 전희 때 분비물이 평소 같지 않게 많이 나와서 놀란 적이 있다.

2. 클리토리스를 자극받을 때 소변이 나올 것 같은 느낌을 받은 적이 있다.

3. 클리토리스를 자극받을 때 아픈 건지 좋은 건지 알 수 없는 느낌을 받은 적이 있다.

4. 어느 순간 분비물이 한꺼번에 쏟아지는 느낌을 받은 적이 있다.

5. 다리와 발목에 힘이 들어가며 온몸이 경직되는 것을 느꼈다.

6. 분비물이 나온 후 약 20초간 연속적으로 질이 크게 진동하는 것을 느낀 적이 있다.

7. 숨을 몰아쉬게 되고 기침이 나올 것 같은 느낌을 받았다.

8. 온몸이 땀에 젖어 미끈거리는 섹스를 했다.

9. 나도 모르게 상대의 몸을 내 쪽으로 꽉 잡아당긴 적이 있다.

10. 눈물이 나온 적이 있다.

진료실에서 온 편지

조여 주는 느낌, 연하 남친과도 OK

여성의 질은 여성 생식기관의 하나로서 자궁과 외부를 연결해 주는 통로이다. 약 7~8센티의 원통 모양인 이곳은 여러 가지 일을 한다. 매월 생리가 나오는 곳도 이곳이고, 성관계 시 남성의 성기가 들어가 피스톤 운동을 하는 곳도 이곳이며, 아기가 나오는 곳도 바로 이곳이다.

많은 일을 하는 만큼 시간이 지날수록 그 기능도 떨어진다. 특히 잦은 성관계와 출산은 질 근육을 이완시키는 주범이다. 질 근육이 이완되면 성관계 시 조여 주는 느낌도 덜하고, (성) 만족감도 떨어질 수밖에 없다. 일상생활에도 불편함이 많다. 바람 빠지는 소리가 나기도 하고 질염, 요실금 등의 증상으로 발전하기도 한다.

(이러한 현상을 극복하기 위한) 해결책으로 질성형 수술이 떠오르고 있다. 미혼·기혼, 출산 여부에 따라 최적화된 방법으로 환자 상태에 따라 맞춤 수술을 할 수 있다는 게 최대 장점이다. 질성형 수술을 받은 여성들의 삶은 놀라울 정도로 바뀐다.

우리 병원에서 수술을 받았던 한 환자분의 예를 들어 보자. 그녀는 30대 후반의 이혼한 여성으로, 연하의 남자와 교제 중이었다. 남자는 총각인데, 자신은 한 번 결혼을 했던 몸이다 보니 겉으로 표현은 안 해도 그녀는 내심 남자 친구에게 미안한 마음을 가지고 있었다.

그녀의 고민은 관계 시 남자 친구의 성기가 자꾸 빠진다는 것이었다. 자신의 질이 좀 넓은 편이기도 했고, 남자 친구의 성기가 작기도 했다. 성관계 중에 툭하면 남성의 성기가 빠지니 너무나도 당황스럽고, 연하의 남자 친구가 자신을 어찌 생각할지 걱정스러워 성관계에 집중할 수가 없다고 했다.

"솔직히 저도 남자 친구와 짜릿한 성관계도 하고 싶고, 인생을 즐기고 싶어요. 그런데 잠자리에서 이런 일이 자꾸 생기니, 나이도 어린 사람이 실망해서 혹시나 젊은 여자에게 가 버릴까 걱정이 되는 거예요."

나는 그녀에게 질성형 수술을 권했다. 특히 남자 친구의 성기가 작은 편이므로 파트너의 사이즈에 맞게 성형할 수 있는 임플란트질성형을 추천했다. 3주 후 성관계를 가진 그들 커플의 만족감은 기대 이상이었다고 한다. '이렇게 꽉 조이는 느낌은 처음'이라며 남자 친구가 그렇게 좋아할 수가 없었다는 것이다. 둘의 사이는 점점 더 가까워졌고, '속궁합이 맞으면 결혼을 해야 한다.'는 남자 친구의 신념대로 얼마 후 두 사람은 결혼에 골인하였다.

제3장

마법이 시작된다!
임플란트질성형

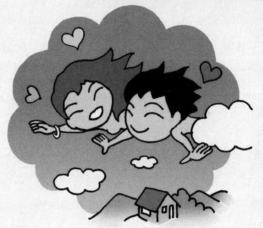

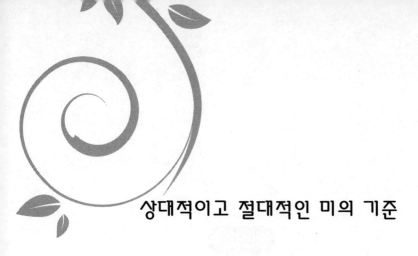

상대적이고 절대적인 미의 기준

인류의 역사에서 아름다운 여성에 대한 이미지는 꾸준히 달라졌다. 구석기 시대의 석상인 빌렌도르프의 '비너스'는 극도로 풍만한 몸매를 하고 있다. 수메르의 남성들은 투실투실한 몸매를 가진 여성을 이상적이라고 여겼다.

이외에도 아름다움이 주관적이며 상대적이라고 말할 수 있는 근거는 많다. 이를테면, 바로크 시대의 가발, 로코코 시대의 시체처럼 창백한 피부, 송곳으로 뚫은 아마존 인디언들의 입술, 오스트레일리아 원주민의 날카로운 앞니 등이 그것이다. 이처럼, 여성의 아름다움에는 다양한 변형들이 포함되어 있는 것 같다. 그런데 정말 여성의 미에 대한 기준은 계속 달라지는 것일까?

이미 3000년이 지났음에도 베를린 중심에 있는 고대 이집트의 네페르티티 여왕의 흉상은 여전히 미의 상징으로 여겨진다. 그 당시 본격적인 미의 문화가 꽃을 피우고 있던 이집트의 벽화에는 우아한 기품, 열정적인 눈, 탐스러운 입술, 그리고 작으면서도 약간 높은 위치에 달린 가슴을 지닌 젊은 아낙이 등장한다. 허리에 천을 두른 이집트의 귀족 남성들은 하나같이 날씬하며, 반짝이는 얼굴이 다소 여성스럽게 느껴진다.

또한, 조화와 균형을 중시했던 그리스인들은 극단적인 모든 것을 경멸했다. 이는 몸에도 동일하게 적용되었다. 그리스인들은 너무 뚱뚱하거나 마른 몸을 아름답다고 생각하지 않았다. 그들이 아름다운 몸매라고 칭송한 것은 청소년 육상 선수의 몸이었다.

실제로, 늙은 소크라테스도 뱃살을 빼기 위해 정원에서 조깅을 할 정도였다. 여성의 경우에는 둥근 몸매가 높이 평가되었지만 당연히 치수는 적당해야 했다. 고대의 미인은 밀로의 비너스처럼 작지만 육감적인 가슴과 건강한 골반을 가지고 있었다.

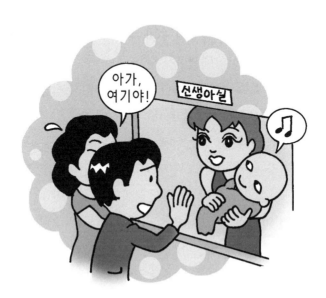

이런 기준들은 의외로 지금의 아름다움의 기준과 상당 부분 일치한다. 즉, 아름다움의 기준에는 시간과 공간을 뛰어넘는 어떤 보편성이 존재한다. 실제로, 사람들은 아름다움에 대해 대개 비슷한 생각을 하고 있다. 사회학자 아일리프(A. H. Ayliffe)는 한 신문의 독자들에게 여성 12명의 사진을 평가하도록 했다. 4000건이 넘는 독자들의 평가문을 분석한 결과, 그 결과는 독자들의 성별과 지역, 나이, 사회적 지위에 상관없이 똑같았다.

아기들 또한 귀신같이 미인을 알아챈다. 심리학자인 주디 랭로이스(Judy Langlois)는 젖먹이 아이들이 여성의 얼굴에 어떻게 반응하는지에 대한 실험을 했다. 그 결과, 아이들조차 가장 예쁜 여성의 얼굴을 가장 오래 바라보았다. 또 1988년, 앨런 슬레이터(Alan Slater)는 '신생아가 선호하는 매력적인 얼굴'이라는 주제의 실험을 했다. 모니터를 통해 태어난 지 14시간에서 6일이 지난 아기들에게 예쁜 여성과 그렇지 않은 여성의 사진을 보여 주자 아기들은 시간의 2/3를 아름다운 얼굴을 바라보는 데 할애했다

동화에 나오는 착한 사람들은 다 예쁘고 나쁜 사람들은 모두 못생긴 것은 우연이 아니다. 사람들은 무의식중에 아름답고 예쁜 여성에게 더 높은 지위를 부여한다. 실제로, 아름다운 여자는 못생긴 여자보다 취직하기가 훨씬 쉽다. 대한민국 기업의 인사 담당자 100명 중 90명 이상은 여성의 외모가 당락을 결정하는 중요한 요인이라는 데 동의한다. 심지어, 두 사람이 좁은 길에서 서로 마주칠 때도 대개는 예쁜 여성들이 길을 양보받는다.

사람들은 아름다운 여성을 상류층으로, 그와 반대로 추한 여성을

하류층으로 인식한다. '베이 워치(Baywatch)'에 출연했던 파멜라 앤 더슨은 성공 비결을 묻는 질문에 이렇게 대답했다. "나는 괜찮은 사람들과 잠자리를 했어요." 즉, 그녀는 '아름다움과 명성의 만남'이라는 또 다른 거래 형태에 대해 말했다. 현금이 오가지는 않지만 이 거래는 성을 상품화하는 산업의 기초가 되고 경제적인 합리성과도 결부되어 있다. 여성들은 브래지어 사이즈 C컵만으로도 오랫동안 공부한 것 이상의 보상을 받을 수 있다. 이처럼, 여성의 아름다움에는 일반성이 전제되어 있으며, 그것은 일종의 매력이자 권력으로 작용한다.

진료실에서 온 편지

원장님, 한번 오세요. 제가 쏠게요

20대 중반으로 보이는 젊고 아름다운 여성이 진료실로 들어왔다. 늘씬한 몸매에 빛나는 미모를 가진 미혼 여성이었다. 이런 여성이 무슨 일로 병원을 찾은 것일까.

알고 보니 룸살롱에 나가는 여성이었다. 상당한 미모의 소유자라, 그곳에서도 A클래스에 들지 않을까 싶었다. 그녀는 자신이 남자들과 성관계를 많이 해서 질이 넓어진 것 같다고 했다. 언제부턴가 잠자리를 할 때 바람 소리가 자꾸 들려 상대방에게 민망하다는 것이다.

진찰대에서 회음 부위와 질 검사를 시행했는데, 잠자리를 많이 해서라기보다는 원래 질이 넓은 여성이었다. 사람마다 얼굴 모양이 다르고 입과 코의 크기도 다르듯이, 이 여성은 남들보다 넓은 질강을 타고난 것이다. 이 경우 조금만 사용해도 남들보다 더 넓어 보이고 상대적으로 질압이 떨어지게 된다.

나는 질 입구를 찍은 사진을 보여 주며, 입구는 교정이 약간 필요하고 주로 안쪽으로 많이 교정하겠다고 설명했다. 그녀의 동의하에 수술을 시행하기로 했는데, 한 가지 문제가 있었다. 파트너의 성기 사이즈가 그때, 그때 다르기 때문에 어느 정도로 해야 하는지 결정하기 곤란했던 것이다. 고민 끝에 평균 정도의 사이즈로 결정하고, 수술 날짜를 잡았다.

그런데 수술 날짜도 되기 전에 그녀가 병원을 방문하였다. 그녀는 아무래도 단골을 많이 잡으려면 성기 사이즈가 약간 작은 것이 좋겠다며, 평균보다는 작은 사이즈로 해 달라고 했다. 나는 말했다.

"작게 하는 것은 어렵지 않아요. 그런데 잠자리를 할 때 많이 아플 수도 있는데 괜찮겠어요?"

"네, 참을 수 있어요. 저는 되도록 빨리 돈을 많이 벌어서 이 생활을 때려치우고 조그만 가게라도 하나 갖는 게 소원이거든요."

"알겠습니다. 원하시는 대로 해 드릴 테니 걱정 마세요."

그런데 수술 전날에 다시 그녀에게 연락이 왔다. 꼭 드릴 말씀이 있다는 것이다. 병원으로 오라고 했더니, 진료 마감 임박해서 그녀가 내원했다.

"원장님, 아무리 생각해도 평균 사이즈대로 하는 게 나을 것 같아요. 잠자리하고 나서 아프면 손님을 많이 못 받을 거 같아서요. 그냥 보통 사이즈로 해 주세요."

나는 미소 띤 얼굴로 고개를 끄덕였다. 나름대로 고민도 많이 하고, 수술에 대한 기대감도 큰 것 같았다. 다음 날, 수술 준비를 하는 간호사한테서 연락이 왔다.

"환자분이 드릴 말씀이 있다고, 마취 전에 원장님을 꼭 뵀으면 하십니다."

외래를 정리하고 수술방으로 갔다. 역시 사이즈 문제였다. 손님이 많아야 하니 아주 조금만 더 작게 해 달라는 부탁이었다. 수술을 앞두고 오락가락하는 그녀의 심정에 충분히 이해가 갔다. 수술에 대한 기대감이 그만큼 큰 탓이었다. 나는 그녀를 안심시키고, 최선을 다하겠다고 다독였다. 모든 수술을 시행할 때 최선을 다하는 것은 의사의 임무이자 사명일 것이다.

무사히 수술이 끝난 뒤 그녀는 한동안 치료를 받으러 다녔다. 잠자리는 못해도 직업상 술은 할 수밖에 없기 때문에, 최대한 자제할 것을 당부하면서도 항생제를 꽤 오랜 기간 처방해 주었다. 나는 그녀에게 자주 병원에 들러 치료를 받으라고 권했다. 다행히 염증 없이 치료는 잘 마무리되었고, 그후 몇 차례의 성관계를 가졌는데 본인은 대만족이었다.

잠자리 시 약간의 통증은 있었지만 참을 만한 정도였고, 질이 아주 좁아져서 본인도 그전보다 느낌이 훨씬 좋다는 것이었다. 바람 빠지는 소리도 없고, 성기가 빠지는 일도 거의 없다고 한다. 그녀는 감사의 선물이라며 스킨로션 세트를 내밀었다.

"원장님 덕분에 단골이 많이 늘어날 것 같아요. 정말 고맙습니다."

그녀의 매력을 알아주는 손님이 더욱더 많아져서, 그녀가 돈 많이 벌기를 기원해 본다. 요즘도 그녀는 진료를 위해 간간이 병원을 찾는다. 나를 볼 때마다 방긋이 웃으며 말한다.

"원장님, 한번 오세요. 제가 한번 쏠게요!"

나는 속으로 생각한다.

"이크! 그러다 나도 단골 될라……."

우리 조상들은 어떻게 성을 즐겼을까

우리나라를 성에 대해 보수적이고 폐쇄적인 나라라고 생각하는 사람이 많다. 아주 틀린 이야기는 아니다. 우리 사회가 오랜 기간 동안 유교 문화의 영향을 받아 왔기 때문이다. 그러나 본디 우리나라는 성에 대해 매우 개방적인 나라였다. 신라 22대 왕 지증왕의 음경 길이가 한 자 오 치(약 45㎝)나 되어 마땅한 신붓감을 구하기가 어려웠다는 이야기가, 승려 일연이 쓴 역사서 《삼국유사》에 버젓이 실렸을 정도다.

《화랑세기》 필사본에는 '마복자제도'라는 게 등장한다. 이는 임신 중인 아내를 자기보다 신분이 높거나 존경하는 사람에게 바쳐 성관계를 하게 하는 제도이다. 이들은 아내를 바친 횟수가 다른 사람보다 더 많다는 것을 자랑으로 여겼다.

현재의 가치 기준으로 보면 도저히 이해가 가지 않는 일이겠지만, 당시 사람들은 임신 중인 아내가 자기보다 신분이 높고 인품이 훌륭

한 사람과 관계를 맺으면 태아가 더욱 튼튼해지고 총명한 아이가 나
온다는 믿음을 갖고 있었다. 이 마복자제도는, 손님이 오면 자기 아내
를 손님과 합방시키는 에스키모의 풍습과도 매우 흡사해서 일부 학자
들은 에스키모와 우리가 한 핏줄이라는 주장을 하기도 한다.

　무엇보다 신라 시대는 근친혼이 가능한 사회였다. 당시 근친혼이
어느 정도 일반화돼 있었는지는 정확히 파악할 수 없지만 《삼국사기》
를 통해 대강은 짐작할 수 있다. 《삼국사기》에서 내물왕이 즉위하는
대목을 보면 고모, 이모, 사촌들과의 결혼이 자연스러웠던 신라 시대
의 사회상을 엿볼 수 있기 때문이다. 어머니와 성관계를 맺은 아들을
태형에 처했다는 기록이 있는 것으로 미루어, 부모나 친자매 간의 혼
인은 금지되었던 것 같다.

　우리 조상들은 성의학 분야에도 깊은 관심을 가지고 있었다. 고려

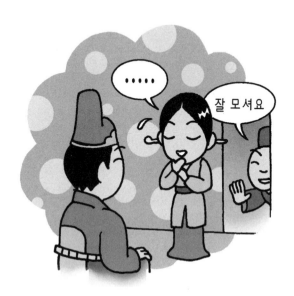

시대부터 조선 시대까지 '방중술'이란 이름으로 성의학이 널리 보급되었는데, 특히 양생과(養生科)는 조선시대 의학의 정식 분과로 채택되기도 했다. 그 과정에서 《양로수친서(養老壽親書)》, 《산거사요(山居四要)》, 《삼원연수서(三元延壽書)》, 《도인방(導引方)》과 같은 성의학 전문서도 발간되었다.

사랑의 묘약에 대한 관심은 아주 오래 전부터 있었다. 신라 시대에는 '노봉방(露蜂房)'이란 약을 남녀의 방사를 위한 치료에 썼다고 하며, 《동의보감》에서는 남성의 성기능 장애에 오정환(五精丸), 상단(上丹), 구선영응산(九仙靈應散) 등을 처방하고 있다.

고려 시대 사람들도 대단히 자유분방한 성생활을 즐겼다. 고려 사회는 남녀가 자유롭게 만나 연애하고 결혼에 이르는 것을 금지하지 않았다. 여름철에는 남녀가 알몸으로 시냇물에서 함께 목욕하고 헤엄칠 만큼 스스럼없이 어울렸다. 여성들은 과부가 되어도 애인을 두거나 재혼하는 것이 일반적이었고, 근친혼이 상당히 만연하였다.

고려 시대 남녀의 사랑은 고려가요에 잘 드러나 있는데, 〈쌍화점〉, 〈삼장사〉, 〈술파는 집〉 등이 널리 읽혔다. 특히 〈쌍화점〉, 〈만전춘〉 같은 작품은 남녀의 애정을 노골적으로 묘사했다. 이런 작품들을 읽어 보면, 성에 대해 지독히 이중적인 시각을 가진 우리보다도 당시 사람들이 훨씬 더 솔직하고 담백했다는 것을 알 수 있다. 남녀의 자유분방한 연애가 금지되지 않은 만큼 간통죄에 대한 처벌도 그리 엄격하지 않았다. 유부녀가 간통하다가 들키면 관청에서 바느질일을 하는 정도의 가벼운 처벌을 받았다.

이혼은 남성들이 요구하는 경우가 많았지만, 여성들이 이혼을 요구한 경우도 적지 않았다. 자녀 균분 상속이 원칙이었던 고려 시대의 여성들은 이혼해도 걱정할 것이 없었다. 돌아갈 친정이 있고, 자기 재산이 있었기 때문에 얼마든지 혼자 살아갈 수 있었으며, 재혼도 쉬웠다. '시집가면 그 집 귀신이 되어야 한다.'는 조선 시대 친정엄마들의 훈계는 고려의 여성들에게는 그야말로 '귀신 씻나락 까먹는 소리'였던 것이다.

공식적으로는 남편이 사망하면 3년은 재혼을 불허한다고 했지만 지켜지지 않았고, 3년 안에 재혼하는 경우가 흔했다. 전남편의 자식을 데리고 재혼하는 여성도 꽤 있었다. 그뿐 아니라 고려의 왕들도 재혼녀를 꺼리지 않았다. 문덕왕후 유씨는 광종과 대목왕후 사이에 태어났는데 처음엔 흥덕원과 결혼했다가 후에 성종과 결혼했다. 순비 허씨는 3남 4녀를 거느린 과부였지만, 충선왕과 결혼했다. 이처럼 재혼이 활발했다는 것은 여자의 처녀성을 따지지 않는 고려 사회의 개방성을 보여 주는 것으로, 어떤 면에서는 지금 우리 사회보다 훨씬 수준 높고 자유로운 사회였다고 할 수 있다.

진료실에서 온 편지

외국에서 엉터리 수술 받고 재수술하는 한국 여성들

흔히들 한국보다는 외국의 의료 수준이 더 높다고 생각하지만, 꼭 그렇지도 않은 모양이다. 어느 날, 젊은 부부가 진료실에 들어왔다. 두 사람은 이탈리아에서 성악을 공부하는 부부로, 유학 중에 아이가 태어났다고 한다.

문제는 분만 직후부터 아래쪽에 심한 통증을 느낀다는 것이었다. 상태는 한 달이 훨씬 지나도 호전되지 않았다. 아이를 분만한 이탈리아의 병원에 찾아가 진찰도 받고 항의도 했다. 하지만 분만을 담당한 이탈리아 의사는 "전혀 문제가 없다."며 "괜찮으니 걱정 말라."는 말만 되풀이하였다는 것이다.

그러나 시간이 지나도 통증은 사라지지 않았다. 너무 아파서 대변을 보기도 불편할 정도였다. 결국 두 사람은 한국으로 일시 귀국하여 진료를 받으러 왔다는 것이다. 이탈리아 병원에서 아무리 통증을 호소해도 성의 있는 답변을 듣지 못한 것은, 아마도 외국인이라 무시하는 것이 아닌가 싶다고 했다.

나는 젊은 부인을 진찰대에 눕히고 아래쪽을 진찰하였다. 그녀의 상태는 경악스러울 정도였다. 항문과 질 사이의 근육은 파열된 채로 그대로 굳어 있었다. 질과 항문과의 거리도 너무 가까웠다. 살이 간신히 연결되어 조금만 당겨도 매우 아파하였으며, 그로 인한 염증도 있었다. 살을 층층이 여러 번 잘 꿰매 주어야 함에도 불구하고 제멋대로 꿰매 버려 층의 구별조차 쉽지 않았다.

어이가 없었다. 대체 누가 시술을 했기에 이렇게 엉망으로 했을까.…… 나는 보호자를 돌아보며 물었다.

"정식 의사가 시술한 게 맞습니까?"

"예, 이태리 현지 의사가 맞습니다."

나는 보호자와 환자에게 현재의 상황을 정확히 설명하였다. 그리고 엉망으로 꿰맨 부분을 다시 터서 재수술을 해야 한다고 말했다. 내 설명을 들은 환자와 보호자는 분만을 담당한 이탈리아 의사에게 몹시 분개했다. 아무리 해도 통증이 좋아지질 않아서 뭔가 문제가 있다는 것은 어렴풋이 짐작했지만 설마 이 정도일 줄은 몰랐던 것이다.

그러나 어찌하겠는가. 환자와 보호자의 동의하에 재수술을 시행하였다. 꿰맨 부분을 다시 트고, 층층이 살을 맞추어 시술하였다. 흔히 재수술에서는 상처가 빨리 아물지 않는 경우가 많다. 다행히 환자가 젊고 열심히 치료를 받으러 다녀서인지 결과는 무척 만족스러웠다. 한 달 후에는 지긋지긋하게 그녀를 괴롭히던 아래쪽의 통증이 완전히 사라졌다.

사실 '이탈리아' 하면 다들 선진국으로 알고 있고, 나 역시 그렇게 생각해 왔다. 그런 나라에서 이렇게 형편없이 시술을 했다는 게 잘 믿기지 않는다. 아무리 황색의 외국인이라고 해도 말이다. 그 환자의 상태와 수술의 흔적을 곱씹어 볼수록 그 나라의 의료 수준이 우리보다 한참 뒤떨어지는 것이 아닌가 하는 느낌이 더 강해졌다.

사실 과거에도 비슷한 경험이 있었다. 몇 년 전, 세계 최고의 선진국이라는 미국에서 원정 출산을 하고 돌아온 여성이 우리 병원에 진료를 보러 왔다. 미국에서 분만을 했다는 그 여성의 회음 부위는 엉망이었다. 여성의 민감한 부위를 너무 터무니없이 얼기설기 꿰매어 놓은 것이다.

서양 사람들은 손이 커서 꼼꼼하고 섬세한 시술은 우리나라 의사들을 못 따라온다고 나는 생각한다. 한국 사람들은 어려서부터 젓가락을 사용하여 손의 감각이 다른 민족에 비해 유달리 발달돼 있다.

지금으로부터 약 15년 전, 내가 전공의를 하던 시절에 벽안의 외국 의사가 우리 병원에 견학온 적이 있었다. 그 외국 의사는 우리 병원 과장님께서 수술하시는 것을 보고 깜짝 놀라며 말했다.

"수술을 너무 잘하시네요! 한국에도 이렇게 수술을 잘하는 의사가 있는지 몰랐어요."

이처럼 우리의 의료는 다양한 분야에서 국제적인 인정을 받고 있으며, 의술도 세계적인 수준으로 크게 성장했다고 자부한다. 한 사람의 의사로서 작은 바람이 있다면, 이제 우리나라의 국민들도 이런 현실을 조금이라도 알아줬으면 한다는 것이다.

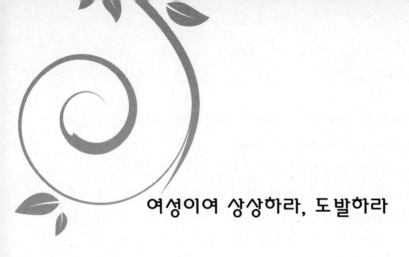

여성이여 상상하라, 도발하라

우리 사회가 '성의 암흑기'를 맞은 것은 유교 사상이 전 사회를 지배했던 조선 시대에 들어와서였다. 성에 대한 보수적인 잣대는 남성보다 여성들에게 더욱 엄격하게 적용되었다. 여성들에게 섹스란 결코 드러내서는 안 될 부끄러운 행위였다.

그러나 알고 보면 조선 시대의 사람들도 나름대로 성생활을 즐겼다. 유교적 도덕률과 무수한 금기 속에서 그들은 어떻게 성생활을 즐겼던 것일까.

조선 시대의 열녀문 제도는 재혼하지 않고 평생 수절한 과부에게 내리는 상이었다. 나라에서는 상으로 열녀문을 세워 주었으며, 열녀를 배출한 가문에서는 이를 더없는 영광으로 여겼다고 한다. 그런데 과연 열녀문을 받은 집안은 얼마나 될까. 모르긴 몰라도 흔하지는 않았을 것이다. 아무리 엄격한 유교 사회라 한들, 수절한 과부에게 나라에서 상을 내렸다는 것은 거꾸로 생각하면 그만큼 수절하기가 어렵다는 반증일 수가 있는 것이다.

이는 조선 시대의 보쌈 풍습을 떠올리면 쉽게 이해할 수 있다. '보쌈'이란 평소 마음에 있는 과부의 집에 밤에 몰래 들어가 보자기에 싸서 나오는 풍습으로, 보쌈이 성공하면 나라에서도 벌을 내리지 않고 사실혼으로 인정해 주었다. 홀로 외로운 밤을 지새워야 했던 과부들은 어쩌면 어느 날 갑자기 웬 사내가 보자기를 들고 들어와 주기를 기다렸을지도 모를 일이다. 또, 분명히 집에 침입한 도둑인데도 사회적으로 이에 대한 죄를 묻지 않았던 것은, 혼자된 여성에게 조선 사회가 베풀 수 있는 최소한의 배려가 아니었을까 하는 생각이 든다.

유둣날 여성들이 개울가에서 목욕을 하는 풍습을 지켜온 것도 이채롭다. 조선 사회는 평소 여성이 외출을 할 때 얼굴까지 가려야만 하는 엄격한 사회였지만, 이날만큼은 여성들도 개울가에서 웃통을 벗고

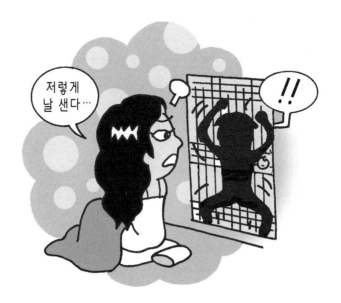

목욕을 할 수가 있었다. 현대를 사는 지금 우리의 가치관으로 생각해도 파격에 가까운 일이다. 흔히 옛날 사람들의 성관념이 고리타분하다고 생각하지만, 실제로 우리 조상들은 끊임없이 금기를 넘나들며 자유로운 성생활을 즐겼고, 그렇게 쌓아 올린 그들의 성문화에는 해학과 여유가 넘쳤다.

서양 사람들도 성에 대해 늘 자유로웠던 것은 아니다. 초창기 기독교 신앙을 보면 섹스란 오로지 종족 번식만을 위해 존재하는 것이고, 여성에게는 성적인 즐거움을 누릴 자유가 없었다. 여성에게 있는 것이라고는 오직 남편이 잠자리를 요구할 때 이를 충족시킬 의무였다. 이런 기독교 전통은 오랫동안 미국인들의 사고방식을 잠식했다. 대부분의 미국인들은 1950년대까지도 어둠 속에서 남성 상위의 체위만 고집했다고 한다.

조선 후기를 지나면서 우리 사회의 성문화가 더욱 왜곡되고, 성에 대한 금기가 많아진 것은 유교적 도덕을 강조하는 조선의 전통에, 청교도 정신으로 무장한 서양의 성문화가 더해졌기 때문이다. 그 결과, 성(性)은 은밀하고 어두운 음지의 영역으로 귀속되게 되었고, 고루하고 비뚤어진 성문화가 만연하게 되었다.

그러나 제2차 세계 대전의 종전과 함께 서양에서는 미니스커트와 비키니 수영복으로 대변되는 프리섹스의 열풍이 불어닥치기 시작했다. 과학 기술의 비약적인 발전과 경구용 피임약의 등장은 여성을 임신과 양육의 굴레로부터 해방시켰으며, 생식 목적 외의 성관계를 죄악시하던 전래의 성 관념이 사라지면서 성이 쾌락을 위한 하나의 장치로 자리 잡게 된 것이다.

그때까지도, 우리 사회에는 여전히 케케묵은 성 관념이 여성들을 지배하고 있었다. 기성세대들은 '남녀유별(男女有別)', '남녀칠세부동석(男女七歲不同席)', 삼종지도(三從之道), 여필종부(女必從夫) 같은 보수적인 유교적 가치관에 사로잡혀 있었고, 성적인 쾌락을 추구하는 여성들은 '헤픈 여자' 취급을 받아야 했다.

그런 우리 사회도 끝까지 변화를 거부할 수는 없었다. 자본주의 경제가 발전하고 여성의 사회 진출이 활발해지면서 남성의 반려자로서가 아니라 성적 주체로서의 여성이 새롭게 부각된 것은 자연스러운 결과였다. 여성들은 성에 대해 조금씩 자신의 목소리를 내기 시작하였으며, 여성에게만 강요되던 혼전 순결이나 정조 관념도 설득력을 잃어 가기 시작했다.

아직도 갈 길은 멀다. 한편으로는 순결하기를 기대하면서도 한편으로는 성적으로 적극적이기를 요구하는 이 사회의 이중적인 시선 때문에, 여성들이 눈치 보지 않고 자유롭게 성을 구가하기란 여전히 어려운 상황이다. 대다수 여성들은 수동석이고 소극적인 성역할에만 머물러 있다. 답답한 사람이 샘을 판다고, 이제 여성 스스로가 껍질을 깨고 나와야 한다. 더 이상 쉬쉬하지 말고, 건강한 성, 행복한 성의 참다운 주인이 되어야 한다.

진료실에서 온 편지

바람난 남편을 잡아라

의사라면 누구나 수긍할 것이다. 똑같은 수술이지만 환자에 따라 그 결과는 다를 수밖에 없다는 것을……. 진료실에서 환자들의 사연을 듣다 보면 때로 의사의 마음이 한 남자의 마음으로 변하여 가녀린 여성을 돕고 싶은 마음이 들 때가 있다. 그 생각이 지나치면 과잉 진료를 해서 낭패를 보는 경우가 생기기도 한다.

3년 전의 일로 기억한다. 일산에서 찾아온 영숙 씨 이야기이다. 영숙 씨는 자상한 남편과 함께 딸 둘을 키우며 행복한 가정을 꾸렸던 여성이었다. 그 일이 있기 전까지만 해도 말이다.

어느 날부터 남편의 귀가가 늦어지는가 싶더니 출장이 빈번해졌다. 남편의 행동에도 미심쩍은 점이 한두 가지가 아니었다. 영숙 씨는 생각다 못해 남편의 뒤를 미행했다. 그리고 놀라운 사실을 확인하게 되었다. 남편이 다른 여자와 아들을 낳고 또 다른 가정을 이루고 있었던 것이다. 믿었던 남편이 다른 가정을 꾸리고 있었다니! 머리를 망치로 얻어맞은 것만 같은 충격이었다.

영숙 씨는 놀란 가슴을 억지로 가라앉히고 차분히 생각을 정리해 보았다. 제일 걱정되는 게 유산 상속권 문제였다. 다른 여자에게서 아들을 얻은 남편이 만약 이혼이라도 요구한다면 사랑하는 두 딸의 장래는 어찌 될 것인가!

솔직히 감정대로라면 드라마에 나오는 것처럼 그 여자의 머리채를 휘어잡고 패대기를 친 다음에 '잘 먹고 잘살아라!' 큰소리치며 돌아서고 싶지만, 딸들의 미래를 생각하면 이혼은 절대 안 될 일이었다. 누구 좋으라고 이혼을 한단 말인가.

무슨 수를 쓰더라도 남편을 돌아오게 해야 했다. 이런저런 궁리를 하던 영숙 씨는 문득 평소에 관심을 갖고 있던 질성형 수술을 떠올렸다. 질성형 수술을 하면 남편과의 관계도 좋아지지 않을까. 그렇게 해서 영숙 씨는 지인의 소개를 통해 우리 병원을 찾아오게 된 것이다.

나는 영숙 씨에게 회복도 빠르고 효과도 좋은 임플란트질성형을 권했다. 그리고 영숙 씨의 남편이 꼭 돌아오기를 기도하면서 수술을 했다. 그리고 2개월 후, 영숙 씨는 남편이 돌아왔다는 기쁜 소식을 가지고 나를 찾아왔다. 영숙 씨는 '예전보다 성생활이 많아졌어요. 다 선생님 덕분이에요.'라며, 커다란 꽃다발을 내게 안겨 주었다. 너무 보람 있었던 하루였다.

그런데 한 달 후 영숙 씨가 또다시 병원을 찾아왔다.

나는 다시 또 남편의 외도가 시작됐는가 싶어 깜짝 놀랐다. 다행히 그건 아니었다. 부부 사이는 여전히 좋은데, 이상하게 성관계를 하고 나면 남편의 팬티에서 피가 묻어 나온다는 것이다. 남편 성기의 귀두부에 상처가 난 모양이었다. 나는 속으로 생각했다.

'바람난 남편을 돌아오게 하려고 질을 너무 좁게 만들었나······.'

그날 나는 질 속에 넣은 엠슬링(M-sling)을 약간 넓혀 주었는데, 그 후로 다시는 그녀의 얼굴을 볼 수 없었다.

우리 의사들끼리는 이를 'VIP 증후군'이라고 하는데, 요즘도 수술 중에 가끔 그녀가 생각난다. 지금쯤 행복하게 잘살고 있겠지요?

자르고 당기고 꿰매도 되풀이되는 질 이완

경구용 피임약의 등장이 임신과 양육의 굴레로부터 여성을 해방시켰던 것처럼, 여성 회음 성형의 발전사는 우리 사회 여성의 성역할이 어떻게 변화되어 왔는지를 그대로 보여 주는 바로미터이다. '예쁜이 수술'이라고 불리는 초기의 회음 성형은 남성의 더 큰 만족에 주안점을 두었지만, 차차 여성 자신의 성감을 보호하고 증대시키는 방향으로 발전해 왔기 때문이다.

사실 예쁜이수술은 불과 몇 년 전까지만 해도 여성들이 행여 누가 들을까 싶어 얼굴을 붉혔던 명칭이지만, 최근 여성의 성 건강에 대한 인식이 바뀌면서 이제는 여성이라면 한 번쯤 고려해 보는 대표적인 성형수술로 자리 잡았고 여성 성형의 기법도 다양하게 발전해 왔다.

대체 여성의 회음 성형은 왜 생겨난 것일까. 여성의 질이 나이가 들면서 조금씩 느슨해지기 때문이다. 여성의 질은 남성의 성기를 받아들여 섹스가 일어나는 중요한 장소이다. 섹스를 하거나 출산을 할 때를 제외하면 이곳은 늘 닫혀 있다. 주름이 많고, 축축한 여성의 질 내부는 외부의 감염을 막고 자궁의 생태계를 보호하기 위해 pH 4.0의 산도를 일정하게 유지해야 한다.

그런데 여성의 질은 생리, 섹스, 출산 등 많은 일을 하는 곳이지만, 남성이 사정한 정액을 자연스럽게 밖으로 배출시킬 만큼 뛰어난 자기 정화 능력을 지녔다. 그러므로 자주 목욕하고 외음부의 청결을 유지하기만 한다면 굳이 질세척을 하지 않아도 된다. 목욕할 때마다 습관적으로 질세척을 하는 여성들이 있는데, 이는 오히려 방광염이나 질염을 일으키는 원인이 될 수 있으므로 주의하여야 한다.

이렇게 뛰어난 정화 능력을 지녔음에도 섹스와 결혼, 임신, 출산은 여성의 질에 적지 않은 부담을 준다. 처녀막의 파열과 함께 질에 이완이 일어나면서 질 입구와 질 내부가 점점 늘어나기 때문이다. 처녀 때의 질은 질 안에 주름도 많고, 질구가 작은 항아리 모양을 하고 있다. 그러나 시간이 갈수록 질 내부의 주름은 밋밋하게 펴지고, 질 점막의 두께도 얇아진다. 결정적으로 아이를 출산하면 질의 수축력은 기준 이하로 떨어진다.

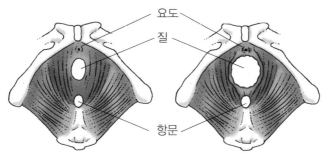

요도

질

항문

〈분만 전 정상적인 질 입구〉　〈분만 후 늘어난 질 입구의 변형 〉

질이 늘어나는 정도는 사람마다 각기 다르다. 대개, 마르고 골반이 큰 여자가 통통하고 골반이 작은 여자보다 좀더 많이 늘어나는 것으로 알려지고 있다. 출산으로 인해 질이 늘어나고 수축력이 떨어지면 여성으로서 자신감을 잃게 되고 섹스에도 흥미를 잃게 되기 십상이다. 여성의 질 이완이 원인이 돼 섹스트러블을 겪는 부부의 숫자는 놀라울 정도로 많다. 섹스에 흥미를 잃고 오랫동안 섹스리스로 살거나, 남편이 바람을 피워 심리적인 고통을 겪는 여성들의 이야기는 우리 주변에서 숱하게 듣는다. 노화와 결혼 생활에 따라 늘어난 질을 좁혀 주어 여성의 자신감을 회복시켜 주는 예쁜이수술이 성행하게 된 것은 바로 그 때문이다.

사브리 Tip

질성형이 필요한 여성

① 질이 지나치게 늘어나 성생활에 지장이 있는 여성
② 출산 후 자궁이나 질에 염증이 잘 생기는 여성
③ 출산 시 회음부와 질이 손상되었지만, 봉합과 치료를 제때 하지 못하고 그대로 아문 여성
④ 다산과 난산으로 인해 질과 회음부가 손상되어 질 이완과 열상이 심한 여성

1. 예쁜이수술

가장 잘 알려진 질성형술이다. 흔히 질 축소술이라고 부르며, 질강 내의 점막

조직을 절제한 후 이완된 골반근육을 모아 줌으로써 질강을 좁혀 주는 방법이다. 의료용 칼인 메스를 통해 시술하므로 시술자의 경험과 숙련도에 따라 결과가 좌우된다. 주로 질 입구 부분을 좁혀 주는 수술이므로, 시간이 지나면 다시 넓어지는 경우가 많다. 다량의 출혈과 통증, 부종, 애액 감소, 긴 회복 시간이 문제점으로 꼽히고 있다.

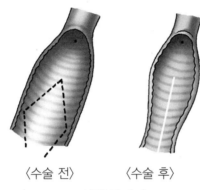

〈수술 전〉   〈수술 후〉

예쁜이 수술
(질 입구만 좁아지고 뒤쪽은 그대로 둔 상태)

2. 레이저질성형술

몇 년 전부터는 레이저를 이용한 정밀한 절제를 통하여 기존의 예쁜이수술의 고질적인 문제였던 출혈과 통증을 상당 정도 감소시켰다. 출혈과 통증도 상당히 줄었고, 레이저를 통한 정교한 시술로 흉이 생기는 경우도 많이 감소했다. 질 안쪽 근육까지 재배치하여 좁혀 주는 시술이 어느 정도 가능해졌으나, 애액이 감소되고 점막의 주름이 없어지고 밋밋해지는 부작용, 시간이 지나면서 질이 다시 넓어지는 문제는 여전히 남아 있다.

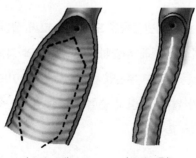

〈수술 전〉　　〈수술 후〉

레이저 질성형술
(질 입구뿐만 아니라 뒤쪽까지 좁아지게 시술)

3. 임플란트질성형술

임플란트질성형술은 엠슬링 임플란트(M-sling Implant)라고 하는 고탄력의
의료용 실리콘 실로 질벽을 모아 주고, 질의 수축력과 탄력을 강화시키는 질
성형술이다. 질의 점막과 조직을 잘라 내지 않으므로 통증과 출혈이 거의 없
고, 회복 기간도 2주 정도로 빠르다. 늘어지고 처진 조직을 활용하여 질 내부
에 풍성한 주름을 만들어 강한 탄성과 안정감을 부여하며, 신경과 조직의 손
상 없이 마찰력을 높여 여성과 남성이 동시에 만족할 수 있는 신개념 질성형
술이다.

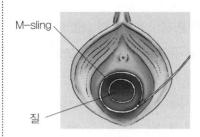

〈M-sling 임플란트 삽입〉

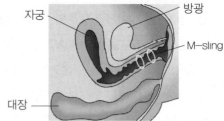

〈M-sling 임플란트로 질을 수축시킴〉

임플란트질성형술
(질을 즉각적으로 수축시키는 신개념 질성형술)

예술 하는 마음으로 여성의 성을 디자인한다

그동안 많은 여성들을 상대로 레이저질성형을 해 왔고, 누구보다 자신 있게 빠르고 깔끔한 수술을 집도해 왔다고 자부해 온 터이지만, 언제나 아쉬운 점이 있었다. 가장 큰 문제는 시간이 지날수록 질이 다시 어느 정도 이완된다는 점이었다. 이완되지 않기 위해 의사가 노력할수록 질 조직과 근육을 더 견고히 당겨야 하기 때문에 환자들은 수술 후 며칠간 더 심한 통증을 감수할 수밖에 없었다.

누가 어떤 방법으로 수술하든, 아무리 정교하게 절제하고 견고하게 봉합을 해도 이게 사람의 살이다 보니 시간이 지나면서 실이 녹는 것을 막을 길이 없었다. 대체로 6개월에서 1년이 지나면 수술 효과가 떨어진다고들 했다. 물론 만족하는 분들도 있었지만, 대다수는 실망감을 드러냈다. 의사로서 고민스러운 문제가 아닐 수 없었다.

하지만 몇 년 전 임플란트질성형을 연구하기 시작하여 드디어 이 수술이 완벽한 궤도에 오르게 된 후부터 기존의 예쁜이수술이나 레이저질성형의 문제점이 거의 완벽하게 해결되었다. 더불어 내게 시술을 받은 환자들로부터 전에는 들어보지 못했던 수많은 생생한 경험담을 전해 듣게 되었다.

임플란트질성형의 가장 좋은 점은 수술 후에 통증이 거의 없다는 점이다. 기존의 레이저질성형은 수술 시 무통 마취를 하지만, 마취가 풀린 다음 날부터는 극심한 통증에 시달리기 일쑤였다.

반면 임플란트질성형 수술은 무통을 안 해도 수술 당일은 물론 다음 날도 아래가 조금 뻐근한 정도일 뿐 자전거를 타든 운동을 하든 일상생활에 전혀 문제될 것이 없었다.

임플란트질성형의 두 번째 장점은 탄력이 영구히 보장된다는 점이다. 임플란트질성형에 사용되는 특수 실리콘 실은 끊어지지도 않고 탄력이 영구적으로 유지되어, 몇 년이 지난 후에도 처음과 같은 느낌을 그대로 유지할 수가 있다.

임플란트질성형의 세 번째 장점은 시술이 마음에 들지 않거나 불편한 점이 있으면 얼마든지 조절이 가능하다는 점이다. 본인이 원하면 언제든 처음의 질 상태로 100퍼센트 원상 복구가 가능하다. 표시도 전혀 나지 않고, 시술도 매우 간단하다. 이러한 여러 장점 덕분에 의사나 환자 간에 만족도가 높을 수밖에 없는 것이다.

나에게 임플란트질성형 수술을 받은 환자 중에는 남편이 잠자리에 너무 만족한 나머지 매번 관계 시마다 돈을 주더라는 환자도 있었고, 밤마다 아빠가 붙잡고 놔 주지를 않으니 임플란트를 풀 수도 없고 피곤해서 미치겠다고 하소연하는 환자도 있었다.

여성들의 성 만족감이 높아질수록 삶의 질은 올라간다. 의사 입장에서는 수술 후 행복해하는 여성들을 보는 것이 더없는 보람이요 행복이다. 여성마다 질의 근육도가 다르고 상태가 다르기 때문에, 수술할 때마다 여성들의 성적인 삶의 수준을 높이고자 마치 예술을 하는 느낌으로 매 순간 최선을 다하고 있다. 의사가 최선을 다할수록 환자들의 만족도도 높다는 것을 숱한 경험을 통해 익히 알고 있기 때문이다.

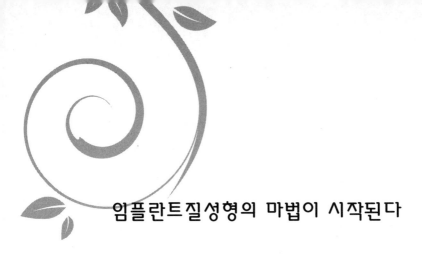

임플란트질성형의 마법이 시작된다

전국의 산부인과 전문의로 구성된 사보리네트워크는 수년 전부터 여성에게 가장 적합하고 기존 예쁜이수술의 단점을 최소화할 수 있는 회음 성형 방법을 집중적으로 연구해 왔다. 그 연구의 주안점은 '어떻게 하면 조직의 절제가 없는 비침습적인 방법으로 환자의 통증과 출혈을 최소화하면서, 효과를 지속시킬 수 있는가.' 하는 것이었다.

물론 많은 병의원에서 이러한 문제를 해결하기 위해 새로운 방법과 기술로 각자 자기만의 수술법과 노하우를 발전시키고 있으나, 아직까지 대부분의 회음 성형술은 광범위하게 질점막을 잘라내고 꿰매거나 근막과 근육조직을 절제하고 묶어 주는 침습적인 수술법을 벗어나지 못하고 있는 상태다. 이에 사보리네트워크는 정기적인 모임을 통해 임상을 공유하고, 기존 수술의 한계를 뛰어넘을 수 있는 수술법을 지속적으로 연구하였고, 그 과정에서 탄생한 것이 바로 임플란트질성형술이다.

임플란트질성형술은 어느 한 개인의 기술이나 임상에 의해 개발된 독창적인 수술법이 아니라, 여성의 질에 대한 전문적인 지식과 해부학적인 고찰을 토대로 여러 명의 전문 의료진의 노력에 의해 개발 발전된 전혀 새로운 개념의 무통증 비침습 회음 성형술이다. 개발 과정에서 여러 가지 아이디어와 수많은 시도가 있었고, 그에 따른 시행착오 또한 겪었다. 그런 노력 끝에 지금은 환자뿐만 아니라 수술을 직접 시행하는 네트워크 회원들 모두가 만족할 만한 결과를 얻고 있다.

임플란트 질성형술과 기존의 예쁜이수술의 가장 큰 차이점은 늘어진 질 내부의 조직을 어떻게 처리하느냐에 대한 인식의 차이라고 말할 수 있다. 기존의 예쁜이수술은 출산이나 잦은 성관계로 인해 늘어진 질점막 및 조직을 제거하여 질 내부를 좁혀 줌으로써 좁혀진 질강과 페니스와의 마찰력을 높이겠다는 기본 전제를 바탕으로 이루어지는 수술로서, 얼마나 고르게 질 점막을 제거하고 기타 근육을 봉합하여 골반 근육을 복원하느냐가 이 수술의 핵심이라고 할 수 있다.

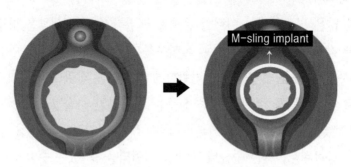

〈성형 전 : 헐거워진 질 내부〉　〈성형 후 : 즉각적인 질 수축〉

임플란트질성형 전후의 질 내부의 변화

그러나 임플란트질성형술은 이와는 전혀 다른 전제 조건을 바탕으로 개발된 수술이다. 고탄력의 임플란트를 질 점막의 안쪽에 삽입하여 봉합사처럼 질벽을 잡아당기면 질 내벽의 주름이 증가되면서 질의 직경이 커튼처럼 구불거리며 좁아지게 되어 성교 시 마찰력을 높이고 성감을 고조시키는 방식이기 때문이다. 임플란트질성형술에 사용하는 엠슬링 임플란트는 수년 동안 성형 재료로 사용되어 그 안전성이 입증된 식약청 허가를 받은 의료용 재료이며, 임플란트 자체의 탄력이 없어지지 않는 한 반영구적으로 효과를 지속시킬 수 있다.

임플란트질성형술은 늘어져서 처진 기존의 조직들을 제거하지 않을 뿐만 아니라 오히려 이런 조직들을 활용하여 모아 줌으로써 풍성한 주름을 형성하였고, 질 내부를 더욱 안정감 있는 상태로 만들었다. 솜으로 꽉 채워진 쿠션처럼 푹신하고 강한 압력과 탄력을 가지게 된 질 내부는 여성과 남성을 동시에 만족시켰다. 여성의 경우는 성 관계 시 지스폿의 자극이 강해져서 만족도가 높아지고, 남성의 경우는 올록볼록한 질점막이 좁고 강하게 수축함으로써 성감이 크게 증가하게 된 것이다.

임플란트질성형술의 가장 큰 장점은 무엇보다 질의 조직을 제거하는 데서 오는 신경과 혈관 등의 파괴가 없다는 점이다. 작은 구멍으로 임플란트를 삽입하는 방식이므로 출혈과 통증, 애액의 감소로 인한 질 건조증, 여성 성감의 둔화, 질 점막의 루게(주름)가 없어지고 밋밋해지는 부작용의 가능성을 처음부터 아예 차단해 버린 것이다. 물론, 질이 과도하게 늘어나 있는 환자의 경우에는 질점막을 제거하는 수술을 병행하기도 하지만, 대개는 임플란트질성형술만으로도 만족스러운 효과를 얻을 수 있다.

　빠른 회복도 임플란트질성형술의 장점이다. 그동안의 질성형술은
수술 후의 통증이 크고, 평균 회복 기간도 6~8주로 매우 긴 편이었
다. 따라서 배우자에게 알리기가 꺼림칙한 여성의 경우에는 선뜻 수
술을 결심하기가 쉽지 않았다. 그러나 임플란트질성형은 배우자에게
알리지 않고 수술해도 2~3주 후에는 성관계가 가능할 뿐 아니라, 사
후관리가 특별히 필요치 않아 직장인 여성은 주말을 이용해 수술을
받고 월요일에 바로 출근할 수가 있다. 시술시간도 30분이면 충분하
다.

　또한, 임플란트질성형술은 질성형술에 대한 두려움을 갖고 있는 여
성들에게 적합한 수술이다. 기존의 질성형술을 받았지만 다시 질이
이완된 경우 재수술을 받고자 하는 여성은 임플란트질성형술을 이용
하는 것이 좋다. 이미 상처를 입은 조직을 다시 제거하여 수술하는
것은 민감한 여성의 몸에 큰 무리를 주기 때문이다.

샤보리 TIP
임플란트질성형술의 장점

1. 통증과 출혈이 거의 없다.
2. 반영구적인 효과를 준다.
3. 파트너의 페니스에 맞게 질 수축력을 조절할 수 있다.
4. 빠른 회복 기간으로 2~3주 후면 성관계가 가능하다.

5. 수술 후 케겔운동이 필요 없다.

6. 빠른 수술 시간 : 20~30분이면 시술이 끝난다.

7. 부부가 동시에 만족을 한다.

8. 질 자궁탈출증을 자궁적출술 없이 교정할 수 있다.

　※ 부작용 주의 : 질의 특정 부위에 정확히 삽입을 해야 하는 시술이므로,
오랜 임상 경험과 숙련된 기술을 가진 의사가 시술하지
않으면 실리콘 실이 다시 빠지거나, 한쪽으로 몰려서 염증
이 생기거나 효과가 떨어질 수 있다. 그러므로 반드시 시
술 경험이 많은 의사를 선택하여야 한다.

사비리 Tip

임플란트질성형, 이런 여성은 꼭!

1. 질성형술 자체를 두려워하는 여성

광범위한 조직을 잘라 내는 외과수술에 대한 두려움과 그에 따르는 통증에
대한 공포 등은 질성형술 자체를 망설이게 하는 주된 요인이었다. 임플란트
질성형술은 국소마취하에 실제 수술은 20분 정도면 끝나는 간단한 수술로
서, 외과 수술과 그에 따른 통증에 대한 두려움을 가지고 있는 여성에게 알
맞은 수술이다.

2. 수술 후 금욕 기간 한 달이 길어서 걱정하는 여성

지금까지 시행해 온 예쁜이수술은 광범위한 조직을 잘라 내기 때문에 수술
후 절제된 조직이 아무는 기간, 즉 통상적으로 6주에서 길게는 8주에 이르는
기간 동안 정상적인 성생활을 하지 못했다. 임플란트질성형술은 작은 바늘이

들어가는 4~6개의 작은 상처가 아무는 약 2주 후면 정상적인 성생활이 가능하다.

3. 배우자에게 알리지 않고 수술하기 원하는 여성

임플란트질성형은 수술 후 회복 기간이 따로 필요 없는 수술이다. 수술 후 처치를 위해 병원에 내원하는 횟수도 한두 번 정도다. 정기검진 정도의 핑계로 충분히 수술을 마칠 수 있으며, 남편이 출장 가 있는 동안 간단히 할 수 있는 수술이다.

4. 수술 후 통증에 특히 민감한 여성

기존의 예쁜이수술은 혈관과 신경, 질점막 등 광범위한 조직을 절제한 후 꿰매 주는 수술로서 필연적으로 통증이 수반될 수밖에 없었다. 최근에 유행하는 레이저 질성형술도 이 같은 통증의 한계는 극복하지 못하고 있는 형편이다. 임플란트질성형술은 조직의 절제가 전혀 없으므로 통증도 거의 없는 진정한 무통증 수술이다.

5. 이미 예쁜이수술을 했으나 재수술이 필요한 여성

질점막을 잘라내서 붙이는 수술은 시간이 지남에 따라 질점막이 다시 늘어나게 되므로 1년이면 효과가 감소하는 단점을 가지고 있다. 그래서 기왕에 예쁜이수술을 한 여성이 재수술을 하는 경우가 많다. 그러나 조직의 절제로 인해 상처 난 조직을 다시 잘라 내는 것은 환자에게 큰 부담이 될 뿐만 아니라, 수술의 효과도 감소하게 된다. 이러한 경우 조직의 절제가 전혀 없이 간단하게 할 수 있는 임플란트질성형술이 최선의 대안책이라고 할 수 있다.

6. 많은 시간을 낼 수 없는 바쁜 직장인

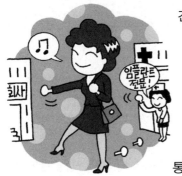

임플란트질성형술은 회복 기간이 따로 필요 없는 간편한 수술로, 통증으로 인한 불편이 거의 없다. 상당한 회복 기간을 요하고 정상적인 사회생활을 할 수 있게 되기까지 여러 날이 걸리는 예쁜이수술에 비해 임플란트질성형술은 금요일 저녁 수술을 하고, 월요일 정상적인 일상 업무를 할 수 있는 통증이 없는 수술이다.

7. 요실금 수술을 하는 여성

요실금 수술을 하기 위해 절개된 위치에 쉽게 M-sling 임플란트를 삽입할 수 있으므로, 요실금 수술을 계획한 여성이라면 임플란트질성형술을 병행하면 한 번의 수술로 최상의 효과를 거둘 수가 있다.

큰맘 먹고 저지른 질성형 5종 세트

퇴근 시간이 가까워 오는 시각에 낯익은 중년 여성이 진료실에 들어섰다. 가만히 보니, 사오 년 전에 우리 병원에서 지방흡입술을 받은 분이었다. 그녀는 나를 보자마자 불평을 늘어놓았다.

"부천의 어느 병원이 수술을 잘한다는 소리를 친구한테 듣고, 몇 달 전에 큰맘 먹고 그 병원에서 질성형 수술을 했어요. 한 가지만 받은 게 아니라 질축소술, 음핵교정술, 소음순절제술, 양귀비수술, 퀸(Queen) 수술 해서 자그마치 다섯 가지나 받았거든요. 그런데 이건 나아지기는커녕 오히려 그 전보다도 못한 거예요. 남편도 느낌이 전만 못하다고 그러더라고요. 아주 속상해서 미치겠어요. 요 근래 살이 한 8킬로그램 빠져서 더 헐겁게 느껴지나 싶기도 한데, 아니 아무리 그래도 수술 전보다는 나아야 될 거 아니에요. 안 그래요, 원장 선생님?"

"글쎄요, 어디 한번 봅시다."

짚이는 데가 있기는 했지만 자칫 잘못하면 같은 업종에 종사하는 분을 폄하하는 발언으로 들릴 수도 있기 때문에 솔직하게 말하기가 곤란했다. 나는 서둘러 진찰용 질경을 집어 들었다. 역시 질축소술에 문제가 있었다. 제왕질개 수술을 받은 사람치고는 질이 너무 넓었고, 저항이 너무 없었다. 조심스레 진찰 소견을 말하니, 그녀는 고개를 끄덕이며 한숨을 내쉬었다.

"괜히 남의 말만 듣고 갔다가 돈만 날리고 온 거죠 뭐. 평소 같으면 신중하게 병원을 선택했을 텐데, 그땐 내 정신이 아니었어요.……"

"무슨 일이 있으셨나요?"

내 질문이 끝나기도 전에 그녀는 주르륵 눈물을 흘렸다.

"남편이 바람이 났어요. 근데 사람 마음이 그렇더라고요. 남편이 바람을 피운다는 사실보다도 그 상대가 저보다 못생기고 여섯 살이나 많은 여자라는 게 더 기가 막히고 열이 받는 거예요. 대체 내가 뭐가 모자라서 이런 꼴을 당해야 하나 싶은 게……

그래 친구가 부추기는 대로 수술을 결심한 것이었는데……."

나는 그녀에게 임플란트질성형 수술과 질 입구의 모양을 다시 만들어 주는 수술이 필요함을 설명하고, 수술 전에 몇 가지 주의해야 할 사항을 전했다. 그녀는 지금 수술 날짜를 기다리고 있는 중이다.

이 지면을 빌려 여성들에게 꼭 당부하고 싶은 것은, 절대 충동적으로 여성성형을 결정해서는 안 되다는 점이다. 반드시 여성성형을 전문으로 하는 경험 많은 전문의에게 진찰을 받고 자신의 문제는 무엇이며, 자신에게 꼭 필요한 수술이 어떤 것인지를 충분히 상담한 후 신중히 결정해야 한다. 그래야만 만족스러운 수술 결과를 얻을 수가 있기 때문이다.

진료실에서 온 편지

임플란트질성형 후, 출산도 가능한가요?

봄 햇살이 가득한 나른한 봄날의 오후였다. 환자도 많지 않았던 그 시간, 젊은 여성 하나가 진료를 받으러 왔다. 예쁘장한 외모에, 웃을 때 한쪽 볼에 수줍게 새겨지는 볼우물이 인상적이었다.

그녀는 한참 머뭇거리다가 힘겹게 말문을 열었다.

"저는 직업여성인데요……. 저……."

그녀는 말을 잇지 못하고 또 한참을 머뭇거렸다. 나는 그녀가 편한 마음으로 다시 입을 열기를 조용히 기다렸다. 이때만 해도 나는 '직업여성'이라는 그녀의 말을 정확히 이해하지 못했다. 단지 '일하시는 분인가 보다.' 하고 생각했을 뿐이었다.

"아는 분의 소개로 선을 봤는데 너무 괜찮은 남자였어요. 그분도 내가 마음에 들었는지 얼마 전에 청혼을 하더군요. 저도 그분이 마음에 들고, 결혼하고 싶은 생각은 있지만, 제 몸에 자신이 없어서 선뜻 대답을 할 수가 없었어요. 그동안 직업여성으로 살다 보니 사실 제 몸에 대한 배려는 전혀 없었거든요. 질도 늘어나고 헐거운 것 같은데, 이 상태에서 결혼을 할 수 있을지…….."

나는 그제야 '직업여성'이라는 말을 정확히 이해할 수 있었다. 진찰해 보니 역시 일반인에 비해 질이 느슨해진 것을 확인할 수 있었다.

"혹시 임플란트질성형에 대해 들어보신 적 있으세요?"

"예, 저도 이야기를 듣고 왔는데요. 한 가지 걱정이 되는 게 있어요. 임플란트질성형을 하고 나중에 임신을 하면…….."

그녀의 고민은 '출산'이었다. 임플란트질성형을 한 다음에 아이를 낳을 수 있겠느냐는 것이었다.

"걱정하지 마세요. 출산할 때는 엠슬링을 제거하면 됩니다. 제거하는 것도 국소마취 후 10분 정도면 되니까 안심하셔도 됩니다."

그렇게 해서 임플란트질성형 수술을 받은 그녀는 한동안 소식이 없었는데, 얼마 전 임신을 한 몸으로 병원을 찾아왔다. 그녀의 옆에는 '훈남'으로 보이는 자상한 남자 한 분이 서 있었다. 행여 다칠세라 그녀가 움직일 때마다 손을 잡아 주는 모습이 영락없는 남편이었다.

그녀는 몹시 부끄러워하면서도 행복한 가정을 꾸린 여성 특유의 밝고 안정된 분위기를 발산하고 있었다. 초음파를 보니 뱃속의 아기도 건강하게 자라고 있었다. 진료를 마친 후에도 그녀는 금방 자리를 뜨지 못하고 서너 번이나 고개를 조아리며 '정말 감사합니다.' 하고 되뇌었다.

짧은 인사말이었지만 그녀의 진심을 느낄 수 있었던 훈훈한 시간이었다. 수심에 가득 찬 얼굴로 진료실에 들어서던 수술 전 그녀의 모습을 떠올리며 나는 뿌듯한 미소를 지었다.

어찌 보면 단순할 수 있는 시술이지만 환자에게 이렇듯 행복한 시간을 선사할 수 있다는 것! 산부인과 의사로 살아가면서 이보다 더한 보람과 기쁨은 없을 것이다.

진료실에서 온 편지

시한부 남편을 위한 사부곡

지난해 5월의 일이다. 풀과 나무들이 생동하는 신록의 계절, 따뜻한 햇볕이 내리쬐는 오후였다. 50대 초반의 여성이 지친 얼굴로 진료실에 들어섰다. 얼굴에는 핏기가 없었고, 옷 입은 행새도 초라해 보였다.

그녀가 들려준 사연은 너무나 가슴 아픈 내용이었다. 실직한 남편은 암에 걸려 병상에 누워 있는데, 병원에서 1년여밖에 살지 못한다고 했다는 것이다. 삶이 얼마 남지 않아서인지 남편은 성관계를 자주 원하였다.

자연, 기력이 없는 남편 대신 자신이 위에서 해 주어야 하는데, 본인의 질이 너무 넓고 수축력이 없어 고민이라는 것이다. 수술을 해서라도 남편을 기쁘게 해 주고 싶다는 그녀의 마음씀씀이에 나는 할 말을 잃고 말았다. 그녀는 몇 번씩이나 찾아와 고민하고 상담을 한 뒤 임플란트질성형을 받았다.

그런 그녀가 4개월 뒤에 다시 나를 찾아왔다. 무슨 문제가 있느냐고 물어보았더니, 엠슬링(M-sling)을 제거해 달라는 것이었다.

"무슨 불편한 점이라도 있었나요?"

"아니에요. 수술이 잘돼서 남편도 너무 좋아하는데, 아픈 사람이 너무 거기에만 몰두하니까 이러다 기력이 쇠해서 수명이 더욱 줄어드는 게 아닐까 걱정이 돼서요.……."

이래저래 나를 할 말 없게 만드는 그녀였다. 암에 걸린 배우자를 버린 사람들의 이야기가 낯설지 않은 이 험한 세상에, 암에 걸린 남편을 위해 이토록 헌신하는 여성은 처음이었다.

그런데 제거 수술을 받은 그녀가 최근에 또다시 찾아온 것이다. 뭐가 잘못되기라도 한 것일까. 걱정스러운 마음에 물어보니, 다시 임플란트를 넣어 달라는 요구였다.

"왜 다시 수술을 하려고 하십니까?"

"지난번에 엠슬링을 제거하고 갔더니, '성관계를 해도 재미가 없다.'고 남편이 어찌나 짜증을 내고 푸념을 하는지 몰라요. 재수술을 해서라도 남편을 기쁘게 해 주고 싶어요."

시한부인 남편을 위해 갖은 노력을 다하는 그분의 애달픈 마음과 배려심은 의사의 마음을 찡하게 만들었다.

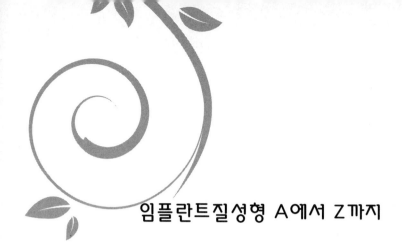

임플란트질성형 A에서 Z까지

1. 임플란트질성형에 사용하는 '엠슬링 임플란트'란 무엇인가요?

엠슬링 임플란트(M-sling implant)란 성형 및 치료를 목적으로 특수하게 제작한 고탄력의 실리콘으로서, 식약청 허가를 받은 안전한 의료용 재료입니다. 2004년부터 수많은 임상 시험을 거쳐 그 안정성과 효과성이 입증된 엠슬링 임플란트는 현재 전국의 성형외과 및 산부인과에서 널리 사용하고 있습니다.

특히, 산부인과에서 사용하는 엠슬링 임플란트는 질성형술만을 위해 더욱 강한 탄력을 가지도록 고안한 것으로서, 의료용 재료의 탄력이 없어지지 않는 한 반영구적인 효과를 누릴 수 있습니다.

사보리네트워크의 회원 병원에서 사용하고 있는 정품 엠슬링 임플란트는 수년간 임플란트질성형술을 연구 개발해 온 사보리네트워크의 요구에 의해 업체에서 제작한, 질성형에 가장 적합한 탄력과 강도를 가진 안전한 제품입니다. 혹, 다른 병·의원에서 수술을 결정하셨다 할지라도 정품 엠슬링 임플란트를 사용하는지 반드시 확인하시기 바랍니다.

2. 사보리네트워크의 임플란트질성형술은 무엇이 다른가요?

임플란트질성형술의 모든 이론과 수술 기법은 사보리네트워크를 통해서 개발 발전되어 왔다고 해도 과언이 아닙니다. 실제로, 사보리네트워크는 2009년 4월까지 약 7000케이스(Case) 이상의 실제 임상을 통해서 수술의 개념을 정립하였고, 이상적인 수술법과 이론을 발전시켜 왔습니다.

사보리네트워크에서 시행하는 임플란트질성형술은 출혈이 거의 없고, 통증을 최소화한 수술로서, 이는 수년간의 체계적인 연구와 수천 건의 임상을 통해서만 얻어질 수 있는 노하우라고 할 수 있습니다. 또한 사보리네트워크에서는 여러 가지 디자인으로 환자에게 가장 적합한 맞춤형 질성형술을 시행하고 있으며, 사보리네트워크만의 독특한 수술법을 가지고 있습니다.

사보리네트워크의 모든 회원 병원은 정기·비정기적인 학술세미나와 임상 사례 발표 등을 통해 다져진 탄탄한 이론과 임상 노하우를 공유하고 있기 때문에, 전국의 어느 사보리네트워크 병원에서 수술 받으시더라도 만족스러운 결과를 얻으실 수 있습니다.

3. 임플란트질성형술의 수술 기법에 대해 구체적으로 알고 싶어요.

임플란트질성형술의 수술 기법은 OO 타입, UU 타입, OU 타입, UO 타입, Z 타입, 사각형 타입 등 매우 다양합니다. 그중 일반 산부인과에서 가장 많이 시행되고 있는 수술 기법은 OO 타입입니다. 그러나 OO 타입은 능숙하고 경험 많은 의사가 시술하지 않는 경우에는 여러 가지 부작용을 유발할 수 있으므로 경험이 풍부한 병의원을 선택하시는 게 중요합니다.

수천 건의 풍부한 임상과 기술적인 노하우를 축적하고 있는 사보리 네트워크는 OO 타입을 시술하는 데 있어서도 최소한의 절개로 조직을 보호하고 출혈을 최소화하였으며, 엠슬링 임플란트가 밖으로 노출되지 않는 완벽한 시술을 하고 있습니다.

또한 OO 타입 외에도 UU 타입, OU 타입, UO 타입, Z 타입, 사각형 타입 등 다른 병원에서는 시행하지 않는 여러 가지 디자인을 환자의 개개인의 특성에 맞춰 다양하게 적용하고 있습니다.

4. 임플란트질성형의 효과는 얼마나 지속되나요?

지금까지 대부분의 질축소술은 분만 및 지속적인 성생활로 인해 이완된 질 내부를 광범위하게 절제한 후 조직을 다시 모아 줌으로써 수축력을 주는 방법인데, 시간이 지날수록 수술 효과가 떨어지는 것이 가장 큰 단점이었습니다.

반면에, 임플란트질성형술은 엠슬링 임플란트라는 고탄력의 의료용 재료가 골반근육 대신 수축력과 탄력을 주기 때문에 엠슬링 임플란트의 탄력이 없어지지 않는 한 반영구적인 효과를 누릴 수가 있습니다. 임플란트질성형술이라는 명칭 또한 '오랫동안 효과가 지속된다.'는 의미에서 붙인 이름입니다.

그러나 임플란트질성형술을 받았다고 해서 누구나 그러한 효과를 누릴 수 있는 것은 아닙니다. 개인의 특성에 대한 고려 없이 디자인을 선택하였거나, 수술 경험이 적고 기술적으로 미숙한 시술자에게 수술을 받은 경우, 6개월 혹은 1년 만에도 수술 효과가 떨어질 수 있다는 것이 임상을 통해 확인된 사실입니다. 사보리네트워크는 다년간의 임상 경험과 체계적인 이론을 바탕으로 이러한 현상의 정확한 원인과 해결책을 밝혀내었으며, 한 번의 시술로 반영구적인 효과를 누릴 수 있는 사보리네트워크만의 임플란트질성형술을 개발하였습니다.

5. 회복 기간은 얼마나 되나요?

레이저질성형 등 일반적으로 시행하는 질축소술은 수술 후 정상적인 성생활을 할 수 있게 되기까지 짧게는 6주에서 길게는 8주 이상이 걸렸습니다. 조직의 광범위한 절제에 따르는 수술 부위의 회복을 위해 필연적으로 따르는 회복 기간이지만, 이로 인해 성생활이 중단되고 일상생활의 고통이 수반되기 때문에 수술 당사자뿐만 아니라 배우자에게도 결코 만만치 않은 불편을 줍니다.

하지만 임플란트질성형술은 실처럼 생긴 특수한 탄력의 엠슬링 임플란트라는 의료용 재료를 바늘처럼 생긴 기구를 이용하여 간단하게 질 내부에 걸이 주기만 하면 되기 때문에 상처가 적고 수술 후 1~2시간 안정을 취하기만 하면 바로 퇴원이 가능합니다. 바늘이 들어가는 작은 상처가 아무는 2주 후에는 정상적인 성생활도 가능합니다.

그러나 수술 경험이 부족한 시술자에게 시술을 받았을 경우, 상대적으로 더 많은 상처가 생길 수 있고 회복 기간도 그만큼 더 늘어날 수 있으므로 병원 선택에 각별히 주의하셔야 합니다.

6. 질성형술 후에 성감이 떨어지기도 한다는데……?

기존의 수술법은 수술 시 조직의 절제와 파괴가 광범위하게 일어나기 때문에 수술 후 성감이 떨어진다고 호소하는 분들이 상당히 많습니다. 그러나 임플란트질성형술은 조직의 절제나 파괴의 위험성이 없는 안전한 시술이니 안심하셔도 좋습니다.

임플란트질성형술은 질강을 좁히기 위해 무리하게 질점막이나 조직을 제거하지 않으므로 신경 및 혈관의 파괴가 없으며, 절제수술 후에 종종 나타나는 애액 감소로 인한 질 건조증이나 성감의 둔화도 없습니다. 이렇듯 여성의 성감을 보호할 수 있다는 점은 임플란트질성형술이 가지는 가장 큰 장점이라고 할 수 있습니다.

7. 상처는 얼마나 생기나요?

엠슬링 임플란트가 삽입되는 4~6개의 작은 절개 부위만 필요하므로 상처가 거의 없으며, 조직의 절제에 따르는 통증도 거의 없으며, 출혈 또한 최소화되는 수술법입니다. 회복 기간이 거의 필요 없기 때문에 수술 후 바로 일상생활로 복귀할 수 있습니다.

8. 효과는 좋은가요?

여성의 경우 확실한 질축소 효과로 인해 질 점막의 자극을 보다 직접적으로 받게 되고, 성감이 좋아지는 것을 체감할 수가 있습니다. 또한 배우자는 강한 마찰력과 수축력 덕분에 수술 전과는 확연히 차이가 나는 성감을 느끼게 됩니다.

엠슬링 임플란트의 강한 탄성은 원래의 골반근육보다 더 강한 수축

력을 주기 때문에, 특히 꽉 죄는 듯한 수축력을 원하는 경우 효과가
배가됩니다.

9. 예쁜이 수술을 받고 재수술을 받는 경우는 어떤가요?

임플란트질성형의 또 한 가지 장점은 다양한 적용성을 가지고 있다
는 것입니다. 기존에 예쁜이수술을 했으나 다시 질이 이완된 경우, 이
미 상처 입은 조직을 다시 제거하여 수술한다는 것은 굉장히 신중을
기해야 할 문제입니다. 이런 경우 조직의 절제가 전혀 없는 임플란트
질성형은 재수술에 특히 좋은 대안이 될 수 있습니다.

10. 수술 후 언제쯤 성생활이 가능한가요?

임플란트질성형술은 통증이나 상처가 거의 없기 때문에 치료를 위
해 다시 병원을 찾는 횟수가 적습니다. 또한 2주 후에 성생활이 가능
하기 때문에 배우자에게 알리지 않고 수술하기도 좋습니다. 조직의
절제를 하는 일반적인 질축소술은 통증도 심하고, 상처가 회복되기까
지 몇 주간의 관리 기간이 필요하지만, 임플란트질성형술은 사후 관
리가 특별히 필요치 않은 안전한 수술로서 바쁜 직장인에게도 매우
적합한 수술입니다.

바늘이 들어가는 작은 상처가 아무는 2주 후에는 정상적인 성생활
이 가능합니다. 하지만 수술 경험이 부족한 시술자에게 시술을 받은
경우는 상대적으로 상처도 많이 나고 수술 후 회복 기간도 더 길어질
수 있으므로 병원 선택에 유의하시기 바랍니다. 임플란트질성형술은
수술하는 의사의 경험과 기술이 절대적으로 중요한 시술입니다.

11. 수술이라는 자체가 두렵습니다. 정말 아프지 않은가요?

광범위한 조직을 잘라 내는 외과 수술에 대한 두려움과 그에 따르는 통증에 대한 공포 등은 많은 여성들로 하여금 질성형술 자체를 망설이게 하는 주된 요인이었습니다. 그러나 임플란트질성형술은 국소마취하에 진행되며, 실제 수술은 20분 정도면 끝나는 간단한 수술이기 때문에 외과 수술과 그에 따른 통증에 대한 두려움을 가지고 있는 여성에게 알맞은 수술입니다.

민감한 환자의 경우에는 통증이 2주간 지속되는 경우가 드물게 있으며, 특히 경험이 부족한 의사가 수술할 경우에는 회복 기간이 훨씬 더 길어지기도 합니다. 수술 시의 통증 또한 의사의 수술 경험과 기술에 따라서 차이가 날 수 있습니다.

12. 수술 후 통증에 특히 민감한 여성

기존의 예쁜이수술은 혈관과 신경, 질점막 등 광범위한 조직을 절제한 후 꿰매 주는 수술로서 필연적으로 통증이 수반될 수밖에 없습니다. 최근에 많이 시술하는 레이저를 이용한 질축소술도 이러한 통증의 한계를 극복하지 못하고 있습니다.

그러나 임플란트질성형술은 조직의 절제가 전혀 없고 회복 기간이 따로 필요 없는 간편한 수술로서, 통증이 거의 없는 진정한 의미의 무통증 수술입니다. 상당한 회복 기간을 요하고 정상적인 사회생활까지는 여러 날이 걸리는 기존의 예쁜이수술에 비해 임플란트질성형술은 수술 후 통증으로 인한 불편 없이 일상생활에 임하실 수가 있습니다. 직장인의 경우에는 금요일 저녁에 수술을 하고, 월요일 아침에 출근해서 정상적인 일상 업무를 보실 수 있습니다.

13. 요실금 수술과 같이 해도 되나요?

물론입니다. 임플란트질성형술은 조직의 절제가 거의 없는 수술이기 때문에 요실금 수술과 동시에 할 수 있습니다. 두렵고 번거로운 수술을 두 번에 걸쳐 하지 않고, 요실금 수술과 질성형을 함께 할 수 있기 때문에 수술을 받은 환자들의 만족도가 매우 높습니다.

제4장

황혼기의 불청객
요실금

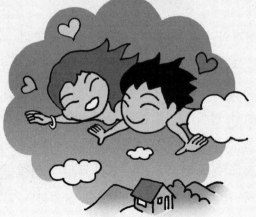

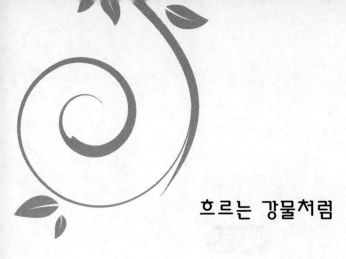

흐르는 강물처럼

여성의 몸은 성생활, 임신, 출산, 노화의 과정을 겪으면서 변화한다. 그리고 이 과정에서 필연적으로 골반저 근육과 인대가 노화되어 성적 만족도도 떨어지고 성행위에도 자신감을 잃게 된다. 즉, 세월의 흐름과 함께 자연스럽게 질이 이완돼 섹스에서 별다른 감흥을 느낄 수 없게 되는 것이다. 그러면 섹스는 기쁨과 즐거움이 아니라 의무와 노동으로 변화하고 부부 관계 또한 소원질 수밖에 없다. 다시 말해, 한국 여성들은 젊을 때나 나이가 들어서나 성생활에 있어 악전고투를 거듭하게 된다.

흐르는 강물을 막을 수 없듯 세월과 함께 노화되는 육체의 변화를 막을 수는 없는 일이다. 여성에게 노화가 찾아오면 가장 먼저 여성호르몬인 에스트로겐의 혈중 농도가 낮아진다. 이는 중년 여성에게 생리불순과 생리주기의 단축, 성적 흥분 장애, 오르가슴 장애와 같은 고난을 선사한다. 동시에, 남성호르몬인 테스토스테론의 분비마저 줄어들면서 성욕까지 저하되는 이중고를 겪게 된다.

더구나, 이 무렵 여성의 외성기는 볼품없이 위축되고 만다. 외성기로의 혈액순환에 문제가 생기기 때문이다. 또한, 질이 노화되면서 클리토리스의 감각이 무뎌지고 질벽은 얇아지며 질액의 분비량도 적어진다. 이는 질염, 방광염 같은 염증성 질환의 원인이 되고 심한 경우 성교통까지 초래한다.

성적인 반응속도도 느려진다. 젊은 여성의 경우 15~30초 정도면 질윤활액이 분비되는데, 나이가 들면 2~5분이나 걸린다. 질벽의 탄력성도 줄어들고 얇아지며, 질의 길이와 폭도 줄어든다. 물론, 이 같은 변화는 여성의 성적 흥분과 쾌감, 오르가슴에는 거의 영향을 주지 않는다. 갱년기 증상을 해소하는 데 가장 좋은 것은 규칙적인 성교이다. 규칙적으로, 자주 관계를 갖는 여성은 나이가 들어서도 건강한 질을 유지할 수 있다.

그밖에도 여성의 갱년기 증상은 헤아릴 수 없을 정도로 많다. 우울증, 기억력 감퇴, 정서 불안, 의욕 상실, 가슴이 뛰는 현상, 골다공증, 잦은 오한과 발열, 안면 홍조, 온몸이 쑤시는 듯한 통증과 무기력증…. 이렇듯 갱년기 여성의 몸의 변화는 그 마음에까지 몹쓸 고질병을 전염시킨다.

흔히, 여성들은 이때 인생에 대한 회의를 느끼곤 한다. 매사가 시큰둥하고 꼼짝하기 싫으며 작은 일에도 눈물이 나고 억울한 기분이 드는 것이다. 어쩌면, 이는 자신의 여성성을 송두리째 잃고 말았다는 비애감이 아닐까?

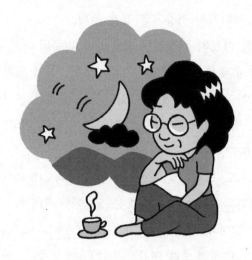

갱년기 여성에게 나타나는 증상은 다음과 같다.

폐경

갱년기가 되면 여성의 몸에는 중요한 변화가 일어난다. 난소에서
분비되는 여성 호르몬인 에스트로겐과 프로게스테론의 분비가 점차
줄어들면서 생리가 점점 불규칙해지다가 결국은 폐경에 이르는 것이
다. 보통, 몸에 별다른 문제가 없는데도 불구하고 12개월 정도 생리가
중단되면 폐경으로 진단할 수 있다.

혈관 장애

안면 홍조, 오한, 식은땀, 심계항진(심장 박동이 빨라짐) 등이 이에
해당한다. 그중 대표적인 증상은 안면 홍조로 이유 없이 얼굴이 발갛
게 달아오르면서 화끈거리고 불쾌한 열감이 느껴진다. 이러한 증상이

머리, 목, 가슴, 손발 등 전신으로 퍼져 나가는 경우도 있다. 혈관 장애가 나타나는 것은 혈관의 불안정성으로 인해 혈관이 확장되면서 순간적으로 혈액 순환이 증가하기 때문이다. 안면 홍조와 발한 증상은 여성의 85퍼센트 정도에서 나타나고 1~2년이 지나면 대개 사라진다.

운동기계 장애

요통, 어깨 결림, 무기력증, 권태감 등이 이에 해당한다. 대개 밤에 발생하며 정도가 심한 경우 수면 장애를 수반하기도 한다. 수면 장애는 다시 이유 없이 몸이 뻐근하거나 뼈마디가 쑤시고, 쉽게 피로해지며 요통, 어깨 결림, 전신 권태감 등의 운동기계 질환의 원인이 된다.

정서 장애

갱년기 이후 많은 여성들은 수면 장애나 두통, 불안, 건망증, 불면증, 신경과민, 감정의 잦은 변화, 고독감, 정서 불안, 무기력증이나 우울증을 겪는다. 어지럼증이나 심장이 두근거리는 증상이 동반되기도 한다.

요실금

요도 점막의 내피층이 얇아지고 건조하여 빈뇨 및 배뇨통이 생기거나 방광을 지지하는 근육의 약화로 인해 요실금이 나타난다. 자신도 모르는 사이에 소변을 지리거나, 소변이 자주 마렵고 소변을 봐도 시원하지 않게 되는 것이다. 심한 경우, 이는 자궁 탈출증이나 방광 탈출증으로 발전할 수도 있다.

생식기의 쇠퇴

외성기로의 혈액 순환에 문제가 생기면서 외성기가 볼품없이 위축된다. 이와 함께 질이 노화되면서 클리토리스의 감각이 무뎌진다. 자궁과 자궁 경부가 작아지고 질벽이 얇아지며 질이 건조해진다. 이로 인해 질염, 방광염 같은 염증성 질환이나 성교통을 경험하게 된다.

골다공증

대체로, 갱년기 여성의 20퍼센트에서 발생하는 질환이다. 여성 호르몬의 부족으로 인해 뼈가 소실되고 그 양도 감소하면서 발생한다. 갱년기가 시작되면 최초 3~5년간 골밀도가 빠른 속도로 감소하고 이후에도 매년 5~15퍼센트의 비율로 골밀도가 떨어진다. 골다공증으로 인해 뼈에 구멍이 많이 생기면 골절이 일어나기 쉽다.

심혈관계 질환

갱년기 여성의 심장 질환 발병률은 일반 여성에 비해 약 2.4배 높다. 저밀도 콜레스테롤이 증가하고 고밀도 콜레스테롤이 감소하기 때문이다. 저밀도 콜레스테롤이 높으면 협심증과 심근 경색증 같은 심장 질환과 뇌졸중에 걸릴 위험성이 그만큼 커진다. 또한, 자율 신경계와 지방 대사에 이상이 생겨 콜레스테롤 수치가 증가하면 혈관이 막히기 쉬워 동맥 경화와 고혈압의 발생률이 높아진다.

피부 노화

피부가 얇아져 탄력을 잃고 수분과 유분의 부족으로 피부가 거칠어지며, 주름이 늘어나고 햇볕에 쉽게 착색되어 주근깨가 생기기 쉽다. 이는 여성 호르몬의 분비가 줄면서 콜라겐 합성이 방해를 받기 때문이다. 표피 밑에 있는 진피의 주성분인 콜라겐은 일종의 단백질로 피부의 긴장도와 볼륨을 유지하는 역할을 한다.

그러나 갱년기가 됐다고 해서 사랑의 욕망마저 감소하는 것은 아니다. 한 조사에 의하면 다수의 여성들이 갱년기에도 활발한 성생활을 하는 것으로 나타났다. 웨이크 포레스트 대학의 어비스 박사는 폐경에 이른 "대부분의 여성들이 일주일에 한 번 이상 섹스를 하며, 성생활에도 비교적 만족해한다."고 말한다. 오히려, "여성의 성기능은 폐경이 아니라 신체적·정신적 건강, 배우자 유무, 흡연 유무 등에 더 큰 영향을 받는다."는 것이다. 따라서 여성 스스로가 자신의 삶을 지키고 유지하려는 자세를 가지는 것이 중요하다고 하겠다.

갱년기 증상 대처법

긍정과 운동

아직까지 의학적으로 갱년기 증상을 방지하는 방법은 없다. 또한, 그에 대한 치료는 시기와 정도에 따라 다르다. 하지만 긍정적인 사고방식과 적당한 운동은 갱년기 증상을 완화시키는 데 도움이 된다. 증상이 가벼운 여성은 매일 규칙적으로 걷기, 등산, 조깅, 테니스, 자전거 타기, 줄넘기, 에어로빅 같은 유산소 운동을 하는 것이 좋다.

식이요법

식이요법을 통해서도 갱년기 증상을 완화시킬 수 있다. 방법은 단백질과 지방, 미네랄, 탄수화물 등 여성 호르몬 분비에 도움이 되는 각종 영양소를 골고루 섭취하는 것이다. 이를테면, 콩과 두부에는 여성 호르몬과 유사한 천연 호르몬(이소플라본)이 다량 함유되어 있다. 자두와 딸기, 복숭아, 양배추, 사과, 아스파라거스 등 야채와 과일도 여성 호르몬을 증가시키는 역할을 한다. 또 칼슘이 풍부한 우유와 멸치, 시금치 등은 골다공증을 예방하는 데 효과적이다.

호르몬 보충 요법

에스트로겐(알약, 패치, 크림)을 보충해 주는 호르몬 보충 요법은 갱년기 증상을 개선시킨다. 에스트로겐은 질 위축이나 건조, 성교통을 완화시키고 골다공증이나 심장병을 예방하는 효과도 있다. 한편, 질 건조가 심한 경우에는 윤활제를 사용할 수도 있다. 이때는 질 안에 강한 산성도가 유지될 수 있는 제품을 골라야 질염 등의 부작용을 막을 수 있다.

폐경의 어원

폐경(menopause)이라는 단어는 '달(month)'과 '멈춤(cease)'을 의미하는 두 희랍어에서 유래됐다. '마지막 생리'라는 뜻의 폐경은 여성이 노화되면 당연히 찾아오는 현상이다. 여성이 임신할 수 있게 되었음을 알리는 초경과 반대로, 폐경은 여성이 이제 더 이상 임신할 수 없음을 알리는 불길한 신호이다.

여성의 80퍼센트는 44세에서 52세에 자연스럽게 폐경이 되고, 이는 49세 때 절정에 달한다. 다만, 초경이 그런 것처럼 폐경의 시기 또한 사람마다 차이가 있다. 일반적으로, 초경이 일찍 시작된 사람이 폐경도 빨리 오는 경우가 많다고 한다.

폐경 시기는 난포가 소모되는 속도에 따라 다르다. 여성이 처음 생리를 할 때 난소에서 난자를 만드는 난포의 수는 약 38만 개 정도가 된다. 이 난포는 성숙한 난지 한 개를 배란하기 위해 여러 개가 한꺼번에 소모된다. 이 난포가 모두 없어지면 더 이상 배란이 없는 폐경이 되는 것이다.

난포는 여성의 2차 성징을 나타내는 에스트로겐과 배란 후 황체에서 분비되어 자궁내막을 보호하는 프로게스테론이라는 여성호르몬을 분비한다. 따라서 폐경이 되면 이 두 가지 여성호르몬도 결핍되게 된다.

'처음'이라는 그 말

스산한 바람이 불던 어느 가을날, 진료실 문을 두드린 이는 50대의 폐경 여성이었다. 그녀는 남편과 사별한 후 10년 이상을 혼자 살아온 여성으로, 지금까지는 자식들 키우느라 외로울 새가 없었다고 했다. 홀로 자식을 키우려니 힘든 일과 궂은일을 가리지 않고 했다. 보통 여성들처럼 외모를 가꾸거나 다이어트를 한다는 것은 상상할 수도 없는 세월을 보냈다.

그런데 장성한 자식들이 하나둘씩 독립해 나가고 혼자 남게 되자, 왠지 모르게 곁이 허전하고 사람이 그리웠다고 한다. 그러던 어느 날, 적적함을 달래기 위해 동창회에 나갔다가 우연히 첫사랑과 재회했다. 인연이 되려는 것인지, 그 남자분도 혼자된 지 여러 해째였다.

그녀는 뒤늦게 만난 첫사랑과 데이트를 즐기면서 새 세상을 만난 것만 같았다. 순박한 성품에, 자신을 가꿀 줄도 모르고 살아온 세월을 일시에 보상받은 듯한 기분이었다. 그런데 최근 들어 남자분이 자꾸만 잠자리를 하고 싶어 한다는 것이었다. 서로 호감을 갖고 있는 남녀가 잠자리를 가지는 것은 지극히 자연스러운 현상이지만, 그녀는 자신의 몸 상태에 대해 자신감이 없었다고 했다. 아이를 여럿 출산한 데다 몇 년 전에는 자궁적출술까지 받았기 때문이었다.

담담하게 자신이 살아온 이야기를 털어놓던 그녀는 여성수술 이야기를 꺼내며 부끄러워 어쩔 줄 몰라했다. 그녀는 질성형 수술로 잃어버린 자신감을 되찾고 첫사랑 남자에게 잘 보이고 싶다는 것이었다. 나는 이 순박한 여성이 첫사랑과 오래오래 좋은 인연을 이어 가길 바라는 마음으로 최선을 다해 임플란트질성형을 시술했다.

그녀를 다시 만난 것은 수술 후 3개월이 지난 어느 날이었다.

감사 인사를 드리고 싶어 병원에 들렀다는 그녀가 마지막으로 남긴 말이 유독 기억에 남는다.

"수술 후에 잠자리를 가졌는데, 그 남자가 하는 말이 '이제까지 만난 여자들 중에서 이런 느낌을 준 것은 네가 처음이야. 뭔가 한 것 같지만 안 한 것 같고, 꽉 조이는 느낌이 너무 좋아.' 그러는 거예요. 정말 처음이라고……. 너무 좋다고……."

수줍어하면서도 자랑을 이어 가는 모습 하나하나가 행복해 보였다.

나이가 많든 적든 '네가 처음이야.'라는 말은 아마도 여성들이 가장 듣고 싶어 하는 말이 아닐까. 그녀에게는 특히나 여성으로서의 자신감을 가질 수 있게 해 주는 말이었기 때문이다. 수술하면서 수많은 여성들을 만났지만, 이 순박한 중년 여성의 사례는 떠올릴 때마다 뿌듯하고 기분이 좋아진다. 이처럼 임플란트질성형은 시술 받은 여성과 상대 남성은 물론, 시술한 의사에게도 행복을 선사하는 마법과도 같은 수술이라고 생각한다.

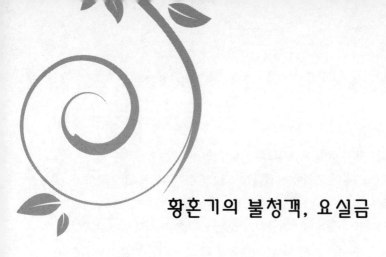

황혼기의 불청객, 요실금

인생의 황혼을 맞은 여성을 가장 비참하게 만드는 것은 역시 요실금이다. 자기 의지와 상관없이 때와 장소를 불문하고 소변을 지리게 되기 때문이다. 아무리 독하게 마음먹어도 줄줄 새는 요실금을 통제할 수 있는 사람은 없다. 요실금은 그 자체로 모든 상황을 끝내 버리고, 여성을 공황상태로 몰고 간다. 남는 것은 중년 여성의 허탈감과 우울감뿐이다.

요실금은 방광 기능에 문제가 생겨 무의식적으로 소변이 조금씩 흘러나오는 질환이다. 소변이 모이면 방광은 팽창하여 늘어난다. 이때 소변양이 일정하게 차면 방광벽에 분포하는 감각신경을 통해 수축을 조절하여 소변을 보게 된다. 즉, 뇌에서 신호가 오면 방광벽이 수축하고 반대로 요도괄약근은 이완되어 소변 배출이 이루어지는 것이다. 방광 기능이 정상적으로 이루어지려면 방광, 요도괄약근, 신경 계통이 모두 문제없이 작용을 해야 한다. 만일, 이 중 어느 하나라도 문제가 있으면 요실금 현상이 나타나게 된다.

출산을 거친 중년 여성의 상당수가 앓고 있다는 요실금은 사실 여성만의 질환은 아니다. 성인 남성의 1.4~5.7퍼센트도 요실금을 경험한다고 한다. 하지만 요실금은 여성에게 그 빈도가 압도적으로 높게 나타난다. 성인 여성의 30퍼센트, 65세 이상 여성의 40~50퍼센트가 요실금 증상을 겪는다고 한다.

이렇듯 여성에게 주로 요실금이 나타나는 원인은 무엇일까? 이는 여성이 남성보다 요도 길이가 짧고 임신과 출산의 임무를 떠맡고 있기 때문이다. 15센티미터가 넘는 남성에 비해 여성의 요도는 그 길이가 4센티미터에 불과하기 때문에 소변을 오래 참기가 어렵다.

또한, 여성의 임신과 출산은 요실금 증상이 나타나는 데 중요한 역할을 한다. 본래 인간의 몸은 골반근육이 방광과 근육을 떠받쳐서 지지하는 구조를 갖추고 있다. 그런데 여성의 경우, 결혼하여 아이를 둘셋 낳고 나면 골반근육이 약화돼 지지기능이 떨어지게 된다. 골반 근육이 방광을 받쳐 주지 못하면 재채기를 하거나 갑자기 힘든 운동을 할 때 복부 압력에 의해 방광이 눌려 소변이 배출되고 마는 것이다. 이때 배출되는 소변의 양은 보통 10~20cc 정도. 그러나 거의 사회생활이 불가능할 정도로 많은 양이 나오는 경우도 있다.

날씨가 추워지면 요실금 증상은 더욱 심해진다. 땀의 배출량이 줄어들면 빠져나가야 할 수분이 소변으로 배출되기 때문이다. 또한 날씨가 추워지면서 함께 등장하게 되는 감기도 요실금 증상을 악화시키는 이유가 된다. 감기약의 일부 성분은 방광 근육의 힘을 약하게 하고 요도가 열리는 것을 방해하기도 한다. 게다가, 여성은 폐경 이후에

호르몬의 균형이 깨지면서 골반근육과 요도괄약근의 기능이 점차 약해지게 된다.

　다음은 요실금 위험 인자로 꼽히는 여러 가지 요인들을 정리한 것이다.

　※ 요실금 위험 인자

　① 임신 : 임신한 여성의 약 30~60퍼센트가 요실금 증상을 경험하는데, 이는 출산 후에 대부분 회복된다. 그러나 임신 상태에서 요실금 증상을 겪은 여성은 나중에 요실금이 발생할 확률이 더 높으므로 주의하여야 한다.

　② 출산 : 출산 횟수가 증가하면 요실금 발생 가능성도 증가한다.

　③ 나이 : 여성의 나이가 많을수록 요실금이 발생할 가능성도 증가한다.

　④ 폐경 : 폐경이 되면 비뇨기와 생식기에 위축성 변화가 오게 된다. 이로 인해 요실금의 발생 가능성도 높아진다. 특히 수술을 통한 인위적 폐경의 경우 요실금 발생 확률은 더 증가한다.

　⑤ 수술 : 자궁질제수술의 경우 요실금에 걸릴 확률이 약 1.3배 높아진다.

　⑥ 비만 : 요실금과 과민성 방광은 비만한 여성에게 더 많이 나타난다. 다만, 체중을 줄이면 증세가 호전된다.

　⑦ 기타 : 치매나 요로계 증상도 요실금의 원인이 된다.

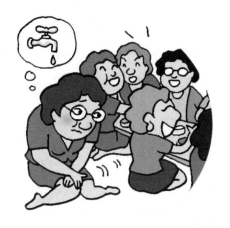

　요실금은 여성의 삶의 질을 크게 떨어뜨리는 인생의 훼방꾼이다. 일상생활을 제대로 할 수 없을 만큼 큰 불편이 따르기 때문이다. 용변 보는 시간이 남성에 비해 두 배나 걸리는 여성이 요실금 증상으로 인해 하루에 수십 차례씩 화장실을 들락거린다고 생각해 보라. 이만저만한 시간 낭비가 아닐 수 없다.

　또, 요실금이 있는 여성들은 한순간도 방심을 할 수가 없다. 언제 어느 상황에서 소변이 샐지 알 수 없는 탓이다. 대중교통을 이용한 여행이나 등산과 자전거 타기 같은 간단한 운동마저도 할 수 없고, 혹여 실수라도 할까 봐 동창회나 계모임 같은 데도 마음 편히 참석할 수가 없다. 차를 오래 타야 하는 장거리 여행을 꺼리다 보니 꼭 얼굴을 비쳐야 하는 가까운 친지들의 애경사에 불참하는 일이 잦아진다. 요실금으로 인해 사람 만나는 일을 두려워하고 기피하다가 우울증에 걸리는 여성들도 적지 않다.

　더욱 심각한 것은 이 요실금이 가정불화의 원인이 될 수도 있다는 점이다. 요실금이 있는 여성에게는 대개 질 이완증이 수반되는데, 이 경우 성관계 중에 자기도 모르게 소변을 지리는 실수를 하기도 한다. 이런 일이 반복되면 성적 만족은 고사하고 여성으로서의 자존심에 커다란 상처를 입을 수밖에 없다. 그래서 일부 요실금 여성들은 아예 남편과의 성관계를 거부하기도 한다.

건강은 건강할 때 지키라는 말이 있다. 임신과 출산을 거친 여성이라고 해서 누구나 다 요실금에 걸리는 것은 아니다. 평소 올바른 습관과 음식물 섭취를 생활화하고, 골반근육운동을 평소에 꾸준히 실천하면 얼마든지 요실금을 예방할 수 있다.

요실금 예방을 위한 생활습관

① 체중 관리

비만은 요실금의 원인이 될 수 있으므로 평소 꾸준하고 규칙적인 운동을 통해 체중 조절을 하여 적정 체중을 유지하도록 한다. 규칙적인 운동은 장의 움직임을 좋게 하고 골반근육의 긴장도를 유지시켜 주기 때문에 특히 출산 후에는 규칙적인 운동을 하는 것이 좋다.

② 음식

맵고 짠 음식이나 자극성 있는 음식은 방광을 자극하기 때문에 자제하는 것이 좋으며, 커피 · 녹차 · 탄산음료 · 초콜릿 등 방광을 자극하는 음식도 피하는 것이 좋다.

③ 약물 복용

일부 감기약, 고혈압약, 이뇨제, 항히스타민제, 항우울제 등을 복용하면 요실금 증상이 악화될 수 있으니 주의하여야 한다.

④ 배변

규칙적인 배뇨, 배변 습관을 기르도록 한다. 변비는 방광을 자극하여 소변을 자주 보게 되는 원인이 될 수 있다. 소변을 너무 자주 보는 여성들은 배뇨 시각을 기록하는 습관을 들이자. 자신의 배뇨 간격을 파악했으면, 그 시간을 점차 늘려 보자. 그리고 화장실에 가는 횟수를 하루 4~6회 정도로 조절해 보자.

⑤ 골반근육운동

출산 후 골반근육운동을 하면 요실금 예방에 도움이 된다.

⑥ 자세

쪼그리고 앉거나, 쪼그린 자세로 일하는 것을 가급적 피해야 한다.

⑦ 흡연

요즘 젊은 여성의 흡연이 증가하고 있는데, 흡연은 기침을 유발하여 방광을 자극하므로 금연하는 것이 좋다.

사보리 Tip

혹시 나도? 혼자서 해 보는 요실금 테스트

체크리스트_요실금 자가진단(Incontinence Quiz)

요실금의 종류는 매우 다양하고 그에 따른 치료법도 각기 다르다. 따라서
확실한 진단을 받고 싶다면 전문의의 진료를 받는 것이 좋다. 아래의 질문들은
그전에 여성 스스로가 간단히 자가 진단을 해볼 수 있는 문항들이다.

아래의 문항 중 3개 이상에 해당하는 경우 요실금이 의심되므로 진찰을
요합니다.

1. 기침, 재채기했을 때 소변이 흐른 적이 있다 ☐
2. 웃을때 소변이 흐른적이 있다 ☐
3. 대변을 보면서 흐른적이 있다 ☐
4. 코를 풀었을때 소변이 흐른적이 있다 ☐
5. 허리를 굽혔을때 소변이 흐른적이 있다 ☐
6. 층계나 경사면을 오를때 소변이 흐른적이 있다 ☐
7. 앉아 있다가 일어날때 소변이 흐른적이 있다 ☐
8. 운동할때 소변이 흐른적이 있다 ☐
9. 앉아 있거나 쉬는 동안 소변이 흐른적이 있다 ☐
10. 흥분했을때 소변이 흐른적이 있다 ☐
11. 마음이 조급할때 소변이 흐른적이 있다 ☐
12. 음료수를 섭취 했을때 소변이 흐른적이 있다 ☐
13. 흐르는 물소리에 소변이 흐른적이 있다 ☐

케겔 운동

케겔 운동은 1940년대 미국의 산부인과 의사 아널드 케겔이 요실금을 치료하기 위해 개발했다. 당시에는 별로 주목을 받지 못하다가 성감을 촉진시키는 데 효과가 있다고 알려지면서 널리 퍼지게 됐다.

케겔 운동은 최소한 한 번에 10회, 하루 10분씩 3번, 3개월 이상 꾸준히 해야 효과를 볼 수 있다. 운동을 할 때는 질에 들어온 손가락 두 개를 강하게 죄는 느낌을 연상하면 좋다.

케겔 운동을 하는 요령은 아래와 같다.

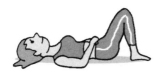

* 똑바로 누워 무릎을 세우고 손을 배 위에 놓는다.

항문, 요도, 질을 오므리는 기분으로 하복부에 힘을 주고, 1에서 5까지 세었다가 천천히 힘을 뺀다. 이렇게 빠르게 하복부에 힘을 주었다가 빼는 동작을 5회 반복 시행한다.

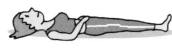

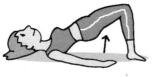

* 다리를 뻗은 채로 똑바로 누워 손을 배 위에 얹는다. 이렇게 빠르게 하복부에 힘을 주었다가 빼는 동작을 5회 반복 시행한다.

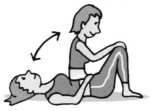

* 똑바로 누워서 무릎을 세운다. 골반 근육을 수축한 후 허리를 될 수 있는 한 높이 든

다. 그리고 어깨, 등, 엉덩이의 순서로 바닥에 내리면서 힘을 뺀다. 이것을 5회 반복 시행한다.

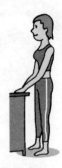

* 다리를 어깨 폭만큼 벌리고 서서 두 손을 테이블 위에 놓는다. 이 자세에서 항문, 질, 요도의 순서로 천천히 오므려 1에서 5까지 세다가 힘을 뺀다. 이것을 5회 반복한다.

* 똑바로 누워 무릎을 세운다. 먼저 항문과 질, 요도를 오므리고 앉은 자세를 취하면서 1에서 5까지 숫자를 센다.

진료실에서 온 편지

택시 시트를 적신 요실금

50대 초반의 중년 여성이 내원하였다. 20여 년 전 자연분만으로 두 아이를 낳은 그녀는 요실금이 매우 심한 편이었다. 평소 기침이나 재채기를 할 때마다 소변이 새서 속옷을 적시기 일쑤였고, 줄넘기나 달리기는 아예 생각도 하지 못했다. 그 나이 때의 여성이면 어느 정도 요실금이 있다고들 하고, 본인도 패드를 하고 외출하면 참을 만한 증상이라는 생각에 치료를 받아야 된다는 생각은 하지 않았다고 한다. 게다가 그녀는 통증에 대한 공포심이 유독 심한 편이라 요실금 수술은 꿈에도 생각지 않았다.

그런데 며칠 전에 택시를 타고 가다가 황당한 경험을 하게 되었다. 딸아이와 나란히 뒷좌석에 앉았는데, 내릴 때 딸아이가 깜짝 놀라더란 것이었다.

"엄마 앉았던 자리에 물이 흥건해. 시트가 다 젖은 것 같애. 엄만 모르고 있었어?" 자신도 모르게 소변이 새서 택시 의자 시트와 바지가 다 젖은 것이었다. 그녀는 결국 택시 기사에게 세탁비를 물어주고야 택시에서 내릴 수 있었다. 너무나 창피하고 당황스러운 일이었다. 지금도 그때 일을 떠올리면 민망하고 창피해서 얼굴이 화끈거린다고 했다.

이러한 일까지 겪은 여성은 도저히 참아서는 안 되겠다는 생각을 하고 병원을 찾았다고 했다. 요실금 검사를 해 보니, 복압성 요실금이었다. 복압성 요실금이란 배에 힘이 가해지면 본인도 모르게 소변이 새는 증상을 말한다. 요실금 증상 중에서도 가장 견디기 힘든 증상을 가지고도 여태까지 병원을 찾지 않은 것이 대단할 뿐이었다. 나는 그녀에게 수술적 방법이 최선이라고 설명을 드렸다. 수술 이야기가 나오자 그녀는 통증에 대한 공포심을 호소하였다.

나는 요실금 테이프를 이용한 수술은 30분 내외면 끝나고, 간단한 부분 마취로 절개도 1cm 내외라 수술 후 당일 퇴원이 가능하며, 수술한 날부터 일상생활이 가능하다고 설명을 하며 수술을 두려워하는 여성을 안심시켰다.

그녀는 요실금 수술을 마친 당일 퇴원하면서 내게 말했다.

"이렇게 쉬운 걸 왜 그렇게 바보같이 살았는지 모르겠어요. 좀 더 일찍 수술받을 걸…… 후회가 되네요."

지금도 그녀는 매달 호르몬 약을 타러 병원에 오신다. 요즘에는 등산 동호회와 배드민턴 동호회에 가입하여 열심히 운동도 하고, 활기차게 지낸다며 무척 행복해하셨다. 그녀가 적극 추천해 준 덕분에 주변 친구분들 소개도 많이 받아 나에게는 누구보다 고마운 환자분이다.

줄줄 새는 요실금, TOT 수술로
확실하게 벗어나자

요실금은 출산 경험이 있는 30대 이후 여성에게는 매우 흔한 질병이다. 우리나라 전체 여성 인구의 약 40퍼센트인 500만 명 정도가 요실금 환자라는 통계가 있긴 하지만, 실제로는 그보다 더 많을 것으로 추정된다. 수치감 때문에 요실금을 그냥 방치하여 병을 키우는 여성들이 굉장히 많기 때문이다.

실제로, 요실금을 병으로 여기고 전문의에게 치료를 받는 여성의 숫자는 한 해에 7000여 명에 불과하다. 이는 많은 여성들이 요실금을 부끄러워하거나, 나이 탓으로 돌리고 체념하거나, 대수롭지 않은 질환으로 생각하기 때문이다.

하지만 요실금은 결코 그대로 방치하면 안 되는 질병이다. 쉬쉬하며 치료시기를 놓치면 호미로 막을 일을 가래로 막는 결과가 생길 수도 있다. 요실금은 암이나 다른 중증 질환처럼 생명을 위협하는 질병은 아니지만, 수치심과 자신감 저하로 여성들의 대인관계와 사회활동을 위축시키고 심각한 우울증을 동반하는 경우가 많다. 요실금으로 축축해진 속옷을 지속적으로 입게 되면 기저귀발진과 같은 피부 질환을 초래할 수도 있다. 또한, 요실금은 자궁탈출증이나 방광탈출증 같은 위험한 합병증을 유발하기도 한다.

마음만 먹으면 요실금은 비교적 쉽게 치유할 수 있는 질환이다. 지금 요실금 증상으로 괴로움을 겪고 있다면, 병을 더 키우지 말고 가급적 빨리 병원을 찾아 산부인과 전문의에게 정확한 진찰과 치료를 받도록 하자.

요실금의 종류는 매우 다양하지만, 크게 세 가지로 나뉜다.

1. 복압성 요실금

전체 요실금의 80~90퍼센트를 차지하는 가장 흔한 종류로 긴장성 요실금이라고도 한다. 갑자기 기침을 하거나 재채기가 나올 때, 웃을 때, 줄넘기나 조깅, 에어로빅을 할 때 복압이 올라가 자기도 모르는 사이에 소변이 새는 증상이다. 소변이 마려워 빨리 걸어가는 동안 소변이 새기도 하고, 무거운 것을 들거나 계단을 내려갈 때 소변이 새기도 한다. 복압성 요실금 증세가 있는 여성들은 소변이 샐까 봐 운동을 하지 못하는 경우가 많다.

복압성 요실금이 생기는 원인은 분만 후 늘어난 여성의 골반하층근육이 제대로 회복되지 않아 복압이 올라갈 때 방광을 받쳐 주지 못하기 때문이다. 출산 후나 폐경기, 비만, 천식 등이 있을 때도 자주 나타난다. 복압성 요실금은 정도에 따라 경증과 중등증, 중증으로 나뉜다. 경증이나 중등증인 경우 투약요법으로 치료하고, 그래도 효과가 없거나 중증인 경우에는 처진 방광과 중요 요도를 받쳐 주는 수술로 치료가 가능하다.

2. 절박성 요실금

절박성 요실금은 방광이 과민해져 비정상적으로 수축해 소변이 새는 것으로, 중년 여성뿐 아니라 결혼하지 않은 미혼 여성이나 학생들에게도 자주 발생한다. 주된 증상은 소변이 마려우면 참지 못하고 화장실에 가다가 속옷을 적시는 요절박감(참을 수 없이 소변이 마려운 증세)이다. 이는 소변이 가득 차지 않았는데도 방광이 저절로 수축하여 발생하는 질환이다. 방광염, 당뇨병, 방광출구폐색 같은 질환이 있거나 자율신경계가 고장 나 생기는 경우가 많다.

절박성 요실금이 있는 여성들은 소변이 마려울까 봐 밖에서는 음료수도 마음껏 마시지 못한다. 밤에도 소변이 마려워서 자주 일어나야 하며, 2시간을 견디지 못하고 화장실에 가야 한다. 남성은 전립선비대증에 의한 방광출구폐색이 있을 경우 절박성 요실금이 동반되는 경우가 있고, 여성은 복압성 요실금과 동반되는 경우가 많다. 절박성 요실금이 있는 경우는 우울증에 걸릴 확률이 그렇지 않은 사람에 비해 3~4배가량 더 높다고 한다.

3. 일류성 요실금

일류성 요실금은 방광에 소변이 가득 차서 더 이상 저장할 수 없을 때 소변이 넘쳐흐르는 증상이다. 소변을 오래 참는 습관 등으로 인해 방광 수축력이 상실되었거나 방광의 출구가 좁아졌을 때 나타나는 증상이다. 소변을 보는 데 시간이 오래 걸리고, 소변을 보고 나도 개운치가 않다. 소변 양이 종이컵 한 컵도 채 되지 않으며, 소변 본 후 10~20분도 안 되어 다시 요의를 느낀다. 소변을 볼 때 아랫배를 손으로 누르면서 힘을 주어야 소변이 나오는 것 같다. 소변이 방광에 차 있는 것을 인식하지 못해 새 버리기도 한다. 여성 요실금 환자의 5~10퍼센트가 여기에 해당한다.

4. 혼합성 요실금

복압성 요실금과 다른 종류의 요실금이 혼재돼 있는 상태로, 나이 든 여성에게 많이 나타난다.

요실금은 종류에 따라 치료 방법이 각기 다르지만, 크게 비수술적 치료와 수술 치료로 나뉜다.

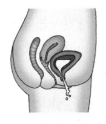 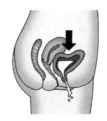 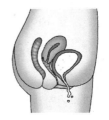

〈절박성 요실금〉　　　　〈복압성 요실금〉　　　　〈일류성 요실금〉

증상에 따른 요실금의 종류

1. 비수술적 치료

요실금 증상이 가볍거나, 중등도의 요실금이 있으면서 수술이 어려운 환자는 약물 치료나 골반근육운동, 체외자기장 치료 등의 비수술적 치료를 받는 것이 도움이 된다.

① 약물 치료 : 복압성 요실금에는 괄약근의 수축을 강화시키는 약물을, 절박성 요실금에는 방광의 평활근을 안정시키는 약물을 쓴다. 폐경기 여성의 경우에는 에스트로겐을 함께 처방하기도 한다. 약물 치료는 식이요법, 운동과 병행하는 것이 좋다.

② 운동 치료 : 대표적인 운동요법으로 흔히 '케겔운동'이라고 부르는 골반근육운동이 있다. 요도와 질, 항문 등 회음부 수축운동을 꾸준히 하면 약화된 골반근육이 강화되어 요실금을 해결하는 데 도움이 되며, 질의 탄력을 회복하는 데도 효과적이다.(케겔운동을 하는 자세한 요령은 앞에서 소개한 '[사보리 Tip] 케겔운동'을 참고하라.)

하지만 이 운동요법은 장시간의 치료를 요하고 완치 후에도 지속적으로 해야 한다는 단점이 있다. 또 도중에 중단하는 경우가 많고, 정확한 운동을 하지 않는 경우 오히려 골반저근이 약화될 수도 있다.

③ 체외자기장 치료 : 체외자기장 치료법은 체외자기장을 이용하여 전류를 형성해 주는 요실금 치료 과정으로 전극이 전혀 필요하지 않은 요실금 치료법이다. 환자가 옷을 벗지 않은 상태에서 의자에 앉아 치료를 받으므로 간편하다는 게 장점이며, 요실금 증상이 심하지 않거나 젊은 여성에게 적합한 치료법이다. 체외자기장 치료 방법은 복압성 요실금과 절박성 요실금 모두에 적용할 수 있다. 마그네틱 자기장이 골반저근육의 신경세포를 자극

해 골반저근육의 수축 및 이완을 유도하는 원리를 이용한다.

④ 전기 자극 치료 : 골반 근육에 적은 양(15~50HZ)의 전류를 하루에 두 차례 15~30분씩 질에 보내 신경을 자극하여 무의식적으로 골반 근육과 요도 주위 근육의 강도를 증진시키는 치료법이다. 6~12주 동안 지속하면 절박성과 긴장성 요실금에 약 70%의 효과가 있다. 단독으로 시행하는 경우도 있지만 골반근육운동이나 바이오피드백 치료와 병행하면 요실금 치료 효과를 높일수 있다.

⑤ 바이오피드백 요법 : 골반근육만을 인지하여 집중적으로 운동할수 있도록 도와주는 기기를 이용하여 골반저근과 배뇨근의 수축을 느끼게 하는 행동 치료 방법이다. 골반근육의 상태를 확인하면서 정확하게 운동할 수 있어 효과가 높다.

2. 수술 치료

복압성 요실금의 가장 효과적인 치료는 뭐니 뭐니 해도 수술이다. 요실금 수술은 95퍼센트 이상의 성공률을 나타내고 있다. 수술 과정도 복잡하고 회복이 느리며 수술 후유증도 많았던 과거의 수술법에 비해, 최근에는 효과도 탁월하고 수술도 간편한 테이프 수술법이 개발되어 널리 사용되고 있다. 바로 TVT · TOT 같은 요실금 수술이 그것이다.

이 테이프 수술은 약화된 골반근으로 인해 처진 요도 주변에 특수한 테이프를 전용 바늘을 이용하여 걸어 주는 것으로, 소변이 새는 원인인 기침할 때 요도와 방광이 처지는 것을 막아 준다. 테이프 수술은 국소마취로 이루어질 정도로 통증이 크지 않고, 수술 시간도 30분 정도로 짧기 때문에 당일 수술이 가능하다. 심혈관계 질환이나 고령 등으로 전신마취가 부담스러운 환자들에게도 시술할 수 있다.

TVT(Tension free vaginal tape) 수술은 1930년대에 개발되어 복압성 요실금의 치료에 혁명을 일으킨 수술법이다. 전 세계적으로 20만 건 이상 시술된 수술법인 TVT는 국소마취하에서 요도와 질전벽에 넓이 1㎝의 인체에 무해한 특수 생체 테이프를 사용해 요도를 압박하지 않고 요도의 중간 부분을 지지해 주어 약해진 요자제 기능(소변을 참는 기능)을 강화시키는 방법으로, 복압성 요실금을 가진 여성들에게 효과가 좋은 최소 침습수술법이다. 그러나 TVT 수술은 테이프를 설치하기 위하여 침이 통과하는 과정에서 방광 천공을 비롯한 심각한 합병증이 간혹 발생하였다.

TOT(Trans-obturator tape) 수술은 요도지지 구조를 강화하기 위한 최소 침습 수술법을 유지하면서 TVT 수술에서 발생할 수 있는 합병증을 줄이기 위해서 개발된 수술법으로, 특수 생체 테이프를 질

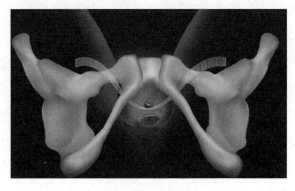

〈TOT수술의 원리〉

을 통하여 요도 아래에 넣어 요도를 들어 올림으로써 요도의 처짐을 막아 요실금을 치료하는 방법이다.

TOT는 기존의 요실금 수술 방법에 비하여 방광 손상, 요도 손상, 출혈, 감염 등의 합병증이 거의 없고, 안전하고 신속하게 요실금을 치료할 수 있는 방법으로 각광받고 있다.

수술에 소요되는 시간은 단 15분, 부분마취로 당일 퇴원이 가능하다. 또 수술 부위가 1㎝ 미만이기 때문에 실밥 제거도 필요 없고, 흉터가 남지 않는다. 시술 후 바로 요실금 증상이 없어지며, 그 효과가 영구히 지속된다. 회복도 빨라서 약 1~2주간 무거운 물건을 드는 등 무리한 활동만 피한다면 일상생활에 전혀 지장이 없다. 임플란트질 성형과 동시에 시술이 가능하므로 한 번에 좋은 효과를 누릴 수가 있다.

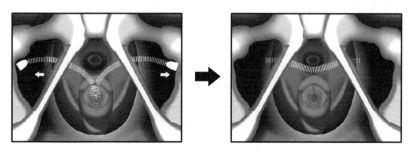

〈테잎을 들어올려 요도에 각도를 준다〉 〈특수 테잎이 요도를 들어올려 처짐을 막아 준다〉

요실금 수술과정

사보리 TOT 수술의 장점

1. 15분 수술
2. 부분마취로 당일 퇴원이 가능하다.
3. 수술 부위가 1㎝ 미만으로, 흉터가 남지 않는다.
4. 임플란트질성형과 동시에 시술이 가능하다.

진료실에서 온 편지

얇아진 질벽에, 대변실금까지

어느 날, 연세 많은 할머니 한 분이 중년의 부인과 함께 병원을 방문하였다. 첫 느낌대로 두 여성은 모녀지간이었다. 할머니가 병원을 찾은 것은 언제부턴가 아래가 자꾸 아프고 진물이 나고 대변이 새기 때문이라고 했다. 그동안 아무에게도 얘기를 인 하다가, 요즘 들이 증상이 디욱 심해져서 결국 띠님괴 함께 병원을 방문하신 것이었다. 일단 할머니를 진찰대에 눕히고 진찰을 하였다. 질 입구와 항문 사이가 너무 얇아져 있고, 질과 항문에 조그마한 구멍까지 있어 대변이 질 안에 조금씩 끼기도 한 것 같았다. 어떻게 이 지경이 되도록 병원을 찾지 않았을까 싶을 정도로, 염증과 부기가 매우 심각했다.

가난한 시절 우리 여성들이 흔히 그랬던 것처럼, 이 할머니 역시 병원에 갈

경제적 사정이 못 되어 집에서 분만을 한 후 그냥 몸조리를 하신 듯했다. 그동안에는 아마 뒷물을 열심히 해서 그럭저럭 버티셨지만, 이제는 버티기가 힘이 드시는 모양이었다.

나는 할머니와 따님에게 현재 상황을 자세히 설명하였다. 그리고 일단 염증을 없애고 호르몬제를 투여하여 질벽을 두껍게 한 다음에 질성형술을 하기로 했다. 약 2주 정도 치료를 한 다음, 질과 항문의 경계를 정확히 하고, 얇아진 부분은 두껍게 만들어 드렸다. 그리고 질과 항문의 작은 구멍을 막아 대변이 질 쪽으로 새는 일이 없도록 완벽하게 수술을 시행하였다.

연세가 많으신 데다 질이 워낙 얇아서 수술이 상당히 어려운 경우였으나, 다행히 수술은 잘되었다. 한 달쯤 지나자 할머니의 상태는 많이 호전되어 기능상으로나 형태상으로 만족스러웠다. 마지막으로 내원하시던 날, 할머니는 '그동안 너무 힘들고 애먹었는데 지금은 너무 편하고 깨끗해졌다. 정말 고맙다.'며 울먹이기까지 하셨다. 나 역시 가슴이 뭉클해지는 순간이었다.

나에게도 이 할머님 같은 어머님이 계신다. 그래서일까. 우리 시대 어머님들의 고민과 애환이 남의 일 같지가 않다. 새로운 생명을 맞이하는 분만의 과정도 더없이 아름답고 감동적인 순간이지만, 이번 경우처럼 평생 고생만 해오신 할머니가 좀더 편안한 노후를 보내실 수 있도록 도와드렸을 때에는 의사로서 한없는 뿌듯함과 행복감을 느끼게 된다.

내가 아주 어렸을 때 우리 할아버지께서는 천식으로 고생을 많이 하셨다. 숨을 힘들게 몰아쉬시는 할아버지를 볼 때마다 어린 나는 이렇게 말했다고 한다. "이 다음에 내가 크면 의사가 돼서 할아버지 병을 고쳐 드릴게요."

의사가 된 지금 할아버지는 멀리 떠나고 없지만, 할아버지께 못다 한 의술이 조금이나마 이 할머니께 도움이 되었으리라 생각하니 한없이 마음이 즐겁다.

'할머니, 건강하게 오래오래 사세요.'

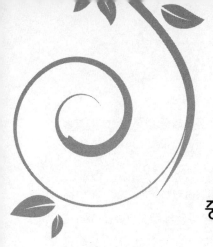

중년의 성생활

결혼한 부부는 시간이 흐를수록 서로에게 성적으로 덜 열중하게 된다. 한 통계에 의하면, 아내가 19세 미만인 부부는 한 달에 평균 11~20회쯤 성관계를 갖는다고 한다. 하지만 아내가 30세인 경우는 한 달에 9회로 감소하고, 42세인 경우는 한 달에 6회로 감소한다. 아내가 50세를 넘긴 부부의 평균 성관계 횟수는 일주일에 1회 이내라고 한다.

또, 적어도 일주일에 1회씩 성관계를 하는 부부의 비율은 30대에는 거의 80퍼센트였다가, 60대에는 대략 40퍼센트로 감소한다. 성적 만족감 역시 그와 비슷한 곡선으로 감소한다. 30대에는 40퍼센트의 부부가 성생활에 만족감을 표명하지만, 60대 부부 중 만족하는 비율은 20퍼센트로 떨어진다.

이는 아내의 신체적 변화와 다소 관련이 있는 것처럼 보인다. 아내가 나이 듦에 따라 남편의 성적 흥미도 떨어지고, 성생활의 만족도도 크게 감소하기 때문이다. 이런 현상은 아내의 외모가 급전직하했다고 느끼는 남편들에게서 특히 두드러지게 나타났다. 이는 아내의 외모에 남편이 매우 민감하게 반응한다는 방증이다.

한편, 아이의 출생도 부부간의 성관계 횟수에 커다란 영향을 미친다. 아이가 생기면 성관계 빈도는 크게 감소하여 결혼 첫 달에 가진 횟수의 약 3분의 1로 떨어진다. 아마도, 이는 배우자에 관한 성적 관심이 아이를 양육하는 일로 전환되기 때문일 것이다. 아이의 출생은 부부간의 성관계에 오랜 기간 지속적인 영향을 미친다.

그러나 모든 성이 자연스러운 인간의 본능이듯, 중년과 노년의 성 역시 자연스러운 일이다. 황혼기의 남녀에게도 성생활은 있다. 단, 노화가 진행되는 시기이므로 나이에 따라 성의 눈높이를 변화시킬 필요는 있다. '마음은 아직도 청춘'이라며, 무리해서 성의 눈높이를 20~30대에 맞추다 보면 부작용이 생길 수 있기 때문이다.

중년 이후 성생활에 가장 큰 영향을 미치는 것은 호르몬의 작용이다. 당뇨나 고지혈증, 고혈압과 같은 만성적 성인병도 영향을 미친다. 여성의 경우 폐경기를 맞으면서 생식의 기능이 종결되는 시기라는 점을 반드시 유념해야 한다. 이런 몸의 변화와 노화를 정상적인 것으로 이해하지 못하고, '이제 성생활은 끝났다.'고 절망하거나 성을 회피하는 것은 금물이다.

중년은 성적으로 가장 원숙한 시절이다. 자신의 변화를 자연스럽게 받아들이다 보면, 더욱 여유를 가지고 성생활에 적응할 수 있게 된다. 긍정적인 측면도 얼마든지 있다. 남성의 경우, 젊었을 때 조루증으로 고민했던 이들은 과거에 비해 사정의 긴장감이 줄어든 탓에 얼마든지

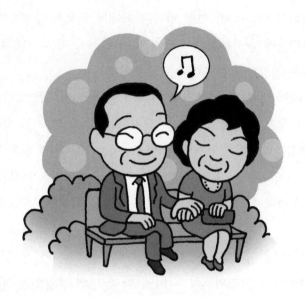

긴 시간의 성행위를 즐길 수가 있다.

여성의 경우도 나이 들수록 성이 더 좋아진다는 사람이 많다. 젊은 시절 여성들에게 성이란 숨겨야 할 은밀한 것인 줄로만 알았지만, 아이들 키우기나 집안일 같은 시간적 제약이나 부자유, 구속에서 어느 정도 벗어나게 되면서 느긋하게 성생활을 즐길 수 있는 시간과 여유가 생겨난다. 중년 이후 시기는 여성들이 그간 숨겨두었던 성에 대한 욕구와 자유를 새삼 느끼게 되는 시기이다.

인생의 말년을 맞은 부부는 부양과 육아의 책임에서 벗어나 좀더 자유스럽게 성관계를 할 수가 있다. 어떤 의미에서는, 머리 희끗한 노부부들이야말로 인생에서 성적으로 가장 원숙한 시절을 맞고 있는 것이다.

노화나 질병으로 인해 성생활 장애가 일어났다면, 여러 가지 보조적 방법으로 도움을 받을 수 있다. 여성의 경우 호르몬 보충 요법을 통하여 해결할 수 있으며, 당뇨나 고지혈증, 고혈압 등과 같은 기질적인 원인으로 발기 장애가 온 남성이라면 약물, 보조 기구, 보형물 등을 이용하여 해결할 수 있다. 최근에는 남성들의 경우에도 여성처럼 갱년기를 해결하기 위한 호르몬 보충 요법이 시도되고 있다.

비아그라의 경우 그 약효 면에서는 어느 정도 인정을 받고 있으나, 이 약물을 치료제가 아닌 회춘제나 정력제로 생각하는 건 곤란하다. 발기 장애를 가진 남성들이 어느 정도 비아그라의 도움을 받을 수는 있지만, 보다 강한 성적 만족을 위해 의사의 처방 없이 임의로 남용하는 것은 부작용을 유발할 수 있으므로 삼가야 한다.

젊으나 늙으나 섹스리스 문제는 배우자끼리 서로 따뜻하고 친밀하게 지내지 못하는 데서 발생하는 것이다. 어느 한 사람이 혹은 서로가 성에 대하여 부담을 느끼거나, 두 사람 사이에 기본적인 존경과 애정이 없다면 가깝고 친밀한 부부 관계가 성립될 수 없다. 중·노년기의 바람직한 성생활을 위해 서로 노력하고 배려해야 하며, 이는 전적으로 부부 공동의 의지에 달려 있다고 해도 과언이 아니다.

진료실에서 온 편지

청춘을 돌려다오!

50대의 여성이 잔뜩 멋을 내고 진찰실로 들어왔다. 오십 줄의 나이였지만, 얼굴이며 옷차림을 보아 하니 젊었을 때는 남자깨나 울렸을 법한 미모였다. 그러나 아무리 멋을 내도, 뒷걸음질 치는 청춘을 붙잡을 수는 없는 노릇이다.

진찰을 해 보니 역시 갱년기였고, 질의 위축이 진행되는 단계였다. 성클리닉을 하다 보면 아무래도 개인의 내밀한 이야기를 듣게 되는 경우가 자주 있다. 이 여성은 오래전 남편과 사별한 뒤, 먹고살 일이 막막했다고 한다.

그녀는 두 아이를 키우기 위해 닥치는 대로 일을 했다. 돈 되는 일이라면 안 해 본 일이 없을 정도였다. 그렇게 억척스럽게 일해서 아이들을 모두 대학에 보냈고, 형편도 많이 좋아졌다. 지금, 그녀는 백화점 아가씨들을 상대로 영업을 하고 있다.

한눈팔지 않고 살아온 지난날에 후회는 없지만, 한 가지 아쉬운 것은, 남은 인생 이제라도 즐겁게 살아 보려고 하니 자신이 너무 늙어 버렸다는 것이었다. 그녀는 억울하다고 했다. 혼자 된 그녀를 유혹하는 남자도 많았는데, 당시에는 그것을 받아들이기 힘들었다.

물론, 형편도 좋아지고 여유도 생긴 지금은 생각이 많이 바뀌었다. 그런데 남자 친구를 만나고 싶어도 자신이 없다고 했다. 과거의 그 아름다움도 많이 사라졌으며, 특히 폐경이 오면서부터는 질의 탄력도 떨어지고, 처짐도 심해진 듯하다는 것이다. 나는 여성호르몬제를 복용하게 하고, 임플란트질성형술을 시행했다. 결과는 좋았다. 시간이 흐른 뒤 그녀에게 드디어 남자 친구가 생겼다는 소식이 들렸다. 동창이란다. 정말 기쁜 소식이었다. 나는 그녀에게 축하의 뜻을 전하며, '잠자리도 해 보고, 병원에 한 번 들러 진찰도 받으라.'고 권했다. 얼마 후에 내원한 그녀는 활짝 웃으며 말했다.

"원장님, 남자 친구가 저를 너무 좋아하는 거 있죠! 요즘은 정말 사는 게 즐거워요. 원장님께 너무너무 감사드려요!"

그러면서 그녀는 이렇게 덧붙였다.

"그런데 원장님, 가슴수술은 안 하세요? 남자 친구가, 자기가 비용 다 댈 테니 저보고 자꾸 가슴수술 하라고 하네요."

여자나 남자나 젊어지고 싶은 것은 세상의 진리인 듯하다.

진료실에서 온 편지

사랑을 위한 중년의 도전

남편과 일찍 사별했다는 한 여성이 병원을 찾아왔다. 홀로 아이들을 키우면서 열심히 살아온 그녀는 40대 중반에 한 남자를 만나 데이트를 하게 되었다. 뒤늦게 찾아온 사랑에 행복감을 느낀 것도 잠시, 그녀에게는 남모를 고민이 하나 있었다.

오래전의 난산으로 질은 넓어질 대로 넓어져 있었고, 요실금 증상이 심해서 성관계를 할 때마다 소변이 새고, 민망하게 바람 빠지는 소리가 나더라는 것이었다. 고민 끝에 그녀는 한 병원에서 질성형과 요실금 수술을 받았다. 그 후 요실금은 호전이 됐고, 성관계 시의 느낌도 좋아졌다.

그런데 시간이 갈수록 질이 다시 느슨해지더니, 곧 수술 전과 큰 차이가 없게 되었다. 자신감을 잃은 그녀는 성생활에 대한 콤플렉스로 인해 남자 친구와 지속적인 관계를 가질 수가 없었고 마침내 헤어지고 말았다. 날이 갈수록 새로운 사람을 만나는 게 더 두렵기만 했다.

그녀에게는 다시 사랑하는 사람이 생겼지만, 이런저런 핑계로 잠자리를 피하기만 했다. 이러지도 저러지도 못하는 고민의 와중에 우연히 알게 된 것이 기존의 질성형과 다른 임프란트질성형이었다. 눈이 번쩍 뜨인 그녀는 임플란트질성형에 대해 자세히 알아본 후에 우리 병원을 찾아왔다.

원장인 내게 너무 많은 기대치를 가지고 있었고, 재수술이라는 부담이 있었지만, 나는 최선을 다해 임플란트질성형과 소음순 수술을 했다. 임플란트질성형은 조직의 절제가 없기 때문에 회복도 빠르고, 2주 뒤에는 성관계도 가능하기 때문에 일상생활에도 크게 불편함이 없었다.

결과는 대만족이었다. 수술 후 3개월이 지나면서부터는 질 안쪽까지도 깊이 조여지는 느낌이 들면서 10년은 젊어진 느낌이라고 그녀는 말했다. 무엇보다 시간이 흘러도 다시 늘어지지 않는 것이 흡족했던 모양이었다.

현재 우리 병원에서 피부 시술을 받고 있는 그녀는 흔히 말하는 '단골 VIP' 환자가 되었다. 나를 볼 때마다 홍조 띤 얼굴로 빙그레 웃는 그녀의 모습에서 깊은 행복감이 느껴진다. 남자 친구 앞에서도 위축되지 않고 자신감이 생길 뿐 아니라 잠자리에도 만족하고 나를 대하는 태도까지 달라진다면, 한 번쯤은 '사랑'을 위해 수술에 도전해 보는 것도 좋을 듯하다.

제5장

여성을 괴롭히는
섹스 트러블

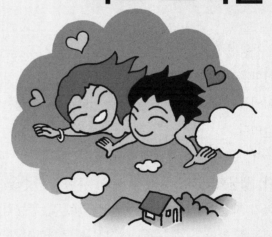

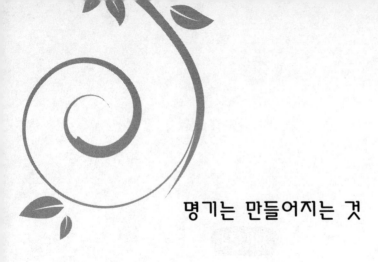

명기는 만들어지는 것

기원전 600년, 그리스의 여류 시인 사포는 말했다. "예쁘면 다 착하다." 아리스토텔레스 또한 이렇게 말했다. "명령할 수 있는 권리는 미인들에게 있다." 물론, 이는 21세기의 여성들에게도 여전히 유효한 말이다.

여성은 남성을 유혹하기 위해 스스로를 가꾸려는 본능을 가지고 있다. 생물학적으로 출산과 양육, 그리고 가정을 유지하는 역할을 담당하기 때문이다. 여성들은 화장을 하고, 관능적인 옷을 입고, 섹시한 행동을 한다. 이를 통해 여성성을 극대화시켜 남성의 시선을 자신에게 묶어 두려는 본능적인 전략이다. 그래야 남성과의 관계가 유지되고, 지속적인 애정과 도움을 얻을 수 있기 때문이다.

사실, 남녀 관계에서 아름다움은 그 무엇과도 비교할 수 없는 권력이다. 간단히 말해 아름다운 여성일수록 훌륭한 배우자를 만날 확률이 높아진다. 생각해 보라. 만일, 신데렐라가 아름다운 여성이 아니었다면 왕자가 그녀에게 빠져들었을까?

이름다움이 주는 특권은 비단 남녀 관계에 국한되지 않는다. 세상은 언제나 미인에게 더 많은 기회를 준다. 우리 주변을 둘러보라. 아름다운 여성 주변에는 늘 사람이 끊이지 않는다. 사람들은 아름다운 여성과 함께 있고 싶어하고 그 곁을 떠나지 않는다. 사람들은 외모가 예쁜 여성일수록 상냥하고 다른 사람에게 더 잘할 거라고 생각한다.

우리는 '아름다움이 곧 특권'인 시대에 살고 있다. 이는 미모를 경쟁력으로 여기는 사회 분위기에서도 잘 나타난다. 우리나라 여성의 상당수는 '외모가 인생의 성패를 좌우한다.'고 생각한다고 한다. 또한, 취업을 앞둔 젊은 여성들의 대다수가 각종 성형수술을 계획하고 있다. 이는 여성의 아름다움이 '건강증명서' 이상의 힘을 발휘하기 때문이다.

여성들이 과감한 변신을 꾀할 수 있는 아름다움의 영역은 이제 보이는 곳에서 보이지 않는 곳으로까지 확대되었다. 오늘날 남성들의 시선이 단지 여성의 외모에만 머물러 있는 것은 아니기 때문이다. 성의 개방화와 섹스 산업의 발전으로 인해 남성의 섹스 판타지를 반영하는 다양한 성인물들이 범람하면서 이제 남성들은 언제든지 여성의 은밀한 몸을 살펴볼 수 있게 되었다. 바야흐로 여성들이 자신의 '또 다른 아름다움'에 관심을 가질 수밖에 없는 이유가 바로 그것이다.

많은 여성들이 여성성형에 관심을 쏟는 것은 비단 남성의 마음을 잡기 위한 것만은 아니다. 자기 관리에 철저한 여성들이 이미지업을 위해 정기적으로 피부과에서 피부 관리를 받듯이, 미용실에서 자신에게 잘 어울리는 헤어스타일을 찾듯이, 여성성형으로 자기 몸에서 가장 소중한 부위를 관리하는 것은 사랑하는 사람을 위하는 마음이자 적극적으로 섹스를 즐기려는 여성들의 자아 찾기 과정이기도 하다.

흔히 질의 크기에 상관없이 속살이 많고 강한 흡입력을 갖고 있어서 남자의 성기가 질 안에 삽입되면 마치 오럴 섹스를 하듯 나긋나긋 빨아대는 여성을 '명기'라 한다. 그러나 질을 마음대로 수축할 수 있다고 해서 무조건 명기가 되는 것은 아니다. 중요한 것은 여성 스스로 자기 몸을 알고, 성적 쾌감을 느낄 줄 알아야 한다는 것이다.

섹스는 단순한 근육운동이 아니다. 케겔운동 같은 질수축운동을 한다고 해도 여성 자신이 스스로 즐기기 못한다면 질액의 분비가 원활하지 않아 고통만 가중될 뿐이다.

진정한 명기는 남자를 즐겁게 하는 데 그치지 않고 스스로 마음껏 느끼는 여자다. 그녀들은 성적 자극에 유난히 민감하여 쉽게 흥분하고 몇 번이고 오르가슴에 도달할 줄 안다. 이런 명기들의 모습은 남

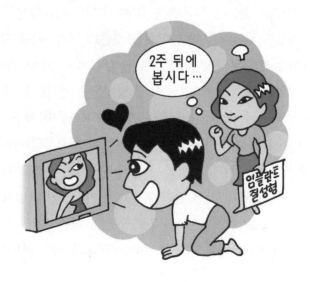

자들에게 뿌듯한 정신적인 자신감을 심어 준다. 많은 남자들이 '명기 타령'을 하는 이유가 여기에 있다.

일본의 게이샤 세계에서는 젊고 얼굴 예쁜 게이샤를 제치고, 늘 고객(?)들의 인기를 독점하는 늙은 게이샤가 한 명씩 있다고 한다. 이 늙은 게이샤들의 비결은 과연 무엇일까. 그걸 모른다면 거울 앞에 앉아 코팩을 붙이고, 다이어트 식품을 먹고, 허벅지를 랩으로 감싸고, 냉장고에 화장품을 넣어 두고, 남자를 유혹하는 법칙을 주제로 한 책을 골백번 읽는다 해도 그네들-늙은 게이샤들-의 노련함을 넘어서긴 힘들 것이다.

명기 얘기가 나오면, '나는 명기는커녕 오르가슴이 뭔지도 모르는데….' 하며 한숨을 쉬는 여성들이 있을지도 모르겠다. 그러나 걱정할 것 없다. 명기로 태어날 확률은 신데렐라로 태어날 확률과 비슷한 것이다. 마음먹기에 따라서 당신도 얼마든지 명기가 될 수 있다.

여성들의 자의식이 발전함에 따라 여성성형도 빠르게 진화하고 있다. 과거의 예쁜이수술이 주로 남성들에게 만족감을 주는 데 주안점을 두었다면, 임플란트질성형을 비롯한 요즘의 질성형술은 여성이 보다 적극적으로 섹스를 즐기고 남녀 모두의 성감을 높이는 방향으로 발전하고 있다.

진정한 미인은 겉옷보다 속옷에 더 많은 투자를 하고, 화장보다 피부 관리에 더욱 신경을 쓴다고 했다. 이젠 우리의 가장 소중한 부위인 '그곳'을 꾸준히 관리하고 명품화시켜 보는 것이 어떨까.

진료실에서 온 편지

"풀옵션으로 해 주세요."

어느 날 오후, 세련된 옷차림의 여성이 진료실로 들어왔다. 인터넷을 보고 왔다며 수술을 원한다고 했다. 얼굴이 약간 발그레한 것이 병원에 오기 전에 약주를 한 잔 한 듯하였다. 많이 취한 것 같진 않아 보였다.

그녀는 인터넷에서 다양한 질성형 관련 정보를 비교 검색해 보고 우리 병원을 찾아온 분답게 아는 것도 많았다. 진찰대에서 진료를 하는 동안 그녀는 의학용어를 쓰며 이것저것 물어 왔다. 임플란트질성형, 클리토리스 고정술, 질입구 축소술, 양귀비수술, 요실금수술, 소음순 절제술, 퀸수술, 레이저 질성형술 등등…….

"공부 많이 하셨네요."

나는 그림을 그려 가며 각 수술의 장단점을 자세히 설명해 드렸다. 그녀는 내 설명을 귀담아듣더니 고개를 끄덕이며 이렇게 말하는 것이었다.

"비용은 걱정 말고 풀옵션으로 해 주세요. 우리 남편이 알아서 다 지불할 거예요. 이번에 사업이 잘돼서 돈을 꽤 벌었거든요."

"남편이 자상한 분이신가 봐요."

"네, 빨리 수술을 받으라고 어찌나 성화인지…….."

"약주를 잘하시는 편인가요? 잘하시는 분이면 마취가 다른 사람보다 좀 힘들 수도 있습니다."

"잘하는 편은 아니에요. 오늘 사정이 있어서 반주로 몇 잔 했어요. 진료 받는데 술 먹고 와서 죄송합니다. 수술 잘 부탁드려요."

다행히 수술 결과는 좋았다. 남편이 좋아한다며 그녀 역시 만족스러워했다.

수술 후 처치를 위해 잠시 병원에 들렀을 때 그녀가 이런 말을 했다.

"사실은 남편이 바람을 피우다가 저한테 딱 걸렸거든요. 괘씸한 건 이루 말할 수 없었지만, 애들 문제도 있고……. 명품백과 여러 가지 선물을 안기며 몇 날며칠 잘못했다고 싹싹 비니까 저도 마음이 약해지더라고요. 수술도 그래서 하게 된 거예요. 어차피 헤어지지 못할 바에는 이 수술이라도 해야 그나마 남자에게 자신감이 생길 것 같더라고요."

고개를 끄덕이며 이야기를 듣던 나는 흘낏 그녀를 바라보았다. '남편'이 아니라 '남자'에게 자신감이 생겼다는 그녀의 말에서 묘한 뉘앙스가 풍겼던 것이다. 그녀는 활짝 웃으며 인사를 건넸다.

"원장님, 수술 잘해 주셔서 감사합니다. 친구들한테 소개 많이 할게요!"

나는 복잡한 마음으로 진료실을 나서는 그녀의 뒷모습을 물끄러미 바라보았다.

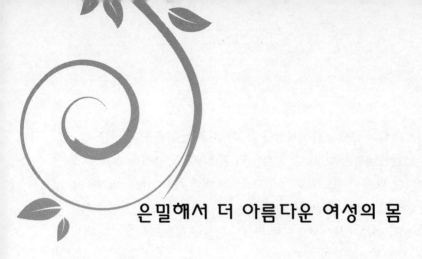

은밀해서 더 아름다운 여성의 몸

섹스의 쾌락을 만끽함과 동시에 소중한 생명을 품고 창조하는 여성의 성기는 성기(性器)이자 성기(聖器)이다. 신화 속에서 여성을 '대지'에 비유하는 것도 바로 '생산의 주체'라는 동질성 때문이다. 여성의 성기는 임신과 출산을 비롯한 많은 일을 수행한다. 그 때문에, 간편한 생김새에 용변과 사정이라는 단순한 기능만을 수행하는 남성의 성기와는 비할 수 없이 은밀하고 복잡한 구조를 가지고 있다.

남성은 화장실에 갈 때마다 자신의 성기를 본다. 하지만 여자들은 웬만해서는 자신의 성기를 볼 기회가 없다. 구조적으로 들여다보기 불편할 뿐 아니라, 어렸을 때부터 여성의 성기는 '드러내기 부끄러운 곳'이라는 교육을 받아 왔기 때문이다.

그러나 여성의 성기는 결코 부끄러운 곳이 아니다. 그곳은 생명을 잉태하는 창조적인 공간이고, 성생활의 주체로서 인생의 즐거움을 누릴 수 있는 쾌락의 공간이며, 여성 건강의 바로미터이다. 여성들은 자신을 괴롭히는 자궁질환이나 생리트러블을 적기에 해결하기 위해서라도 자신의 몸에 적극적으로 관심을 가질 필요가 있다. 자신의 몸을 제대로 아는 여성들만이 자신의 몸을 제대로 지킬 수 있다.

내성기

*자궁: 자궁은 골반에 싸인 채 방광과 직장의 사이에 위치한 속이 빈 형태의 근육성 기관이다. 자궁 크기는 약 6~8㎝로 주먹만하며 자궁벽의 두께는 약 2㎝이다. 서양배를 거꾸로 놓은 것처럼 생긴 자궁은 혈관이 풍부한 자궁 내막으로 덮여 있다. 자궁 중간에 역삼각형 구조를 가진 부분은 자궁몸통, 자궁몸통의 가운데 있는 빈 공간은 자궁강이다. 자궁은 생리가 시작되고 나팔관을 통해 들어온 수정란이 착상하는 곳이다. 임신을 하여 태아가 발육하면 약 30~40배 정도로 크기가 커졌다가 출산 뒤 다시 원래의 크기로 돌아온다.

*난소: 난소는 큰 대추알 모양이며, 자궁 위쪽의 난관 아래에 좌우로 붙어 있다. 타원형의 납작한 기관으로 약 4㎝의 길이이다. 난소는 여성 호르몬을 분비하여 매달 한 번씩 난자를 만들고 여성의 성징이 나타나게 한다. 여성은 태어날 때 난소에 약 30만 개의 난포(미성숙된 난자)를 가진 채 태어난다. 그 뒤, 사춘기부터 폐경 때까지 매달 성숙한 난자 1개가 난소막을 뚫고 나오는 배란이 일어난다. 여성은 평생 400여 개의 정해진 수의 난자를 만들며, 이미 만든 난자를 새로 교체할 수도 없다.

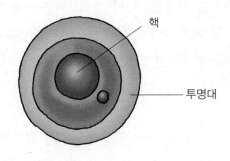

〈난자의 구조〉

*난관: 난소와 자궁을 연결하는 8~10㎝ 길이의 관으로, 그 안쪽
은 지름 1㎜ 정도의 좁은 구멍으로 되어 있다. 난관은 안쪽 벽이 자궁
방향으로 파도치는 섬모로 덮여 있어 난소에서 배출된 난자를 자궁의
중심 통로인 자궁강으로 내보내는 역할을 한다. 이처럼, 난자가 자궁
으로 이동하다 정자와 만나면 수정이 이루어지고, 이것이 자궁에 착
상하면 임신이 되는 것이다. 난관의 끝은 난소에서 배란된 난자를 잡
아끌기 위해 나팔 모양을 하고 있다.

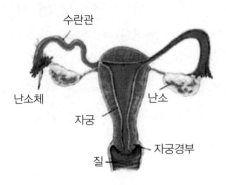

〈여성의 내성기〉

외음부

＊대음순: 소음순의 바깥 주변을 평행하게 감싸고 있는 부드럽고 두꺼운 피부 주름이다. 표면이 거칠고, 갈색이나 거무스름한 빛깔을 띠며, 음모가 자란다. 피부 조직은 지방과 땀샘, 피지샘, 신경 말단으로 이루어져 있다. 양쪽으로 갈라져 있어 섹스할 때 외에는 서로 겹쳐져 배뇨 기관과 질 입구를 자연스럽게 막아 준다. 치구에서 시작해 질 입구 아래쪽까지 이어진다.

＊소음순: 소음순은 대음순 안쪽에 자리 잡고 있는 꽃잎 모양의 한 쌍의 피부 주름이다. 클리토리스 바로 위에서 시작해 요도구와 질구를 좌우로 감싸는 형태를 취하고 있다. 어느 정도 두께가 있으며 신축성과 탄력성이 뛰어나다. 보통 분홍, 빨강, 자주색을 띠는데 나이가 들면서 갈색이나 검은색으로 변해 간다. 지방이나 땀샘은 없지만 수많은 신경 말단이 자리하고 있어 성적 자극에 민감하다. 성적으로 흥분하면 충혈되고 팽창한다. 또한, 외음부의 피부를 촉촉하게 유지시키는 역할을 한다.

＊클리토리스: 소음순 한 쌍이 만나는 외음부 위쪽 끝 아래에 위치한다. 피부 조직, 혈관, 신경 말단으로 이루어져 예민하다. 포피에 덮인 작은 돌기 같은 모습이지만 마치 빙산처럼 그 대부분은 몸속에 숨어 있다. 따라서 외음부나 질에 성적 자극이 가해져도 간접적으로 반응한다. 성적으로 흥분하면 클리토리스는 포피 밑으로 숨어 눈에 잘 띄지 않는다. 골반 주위에 피가 몰리면서 포피가 부풀어 오르고 단단해지기 때문이다. 크기는 눈에 잘 띄지 않을 만큼 작은 것부터 손가락만한 것까지 다양하다. 여성의 외음부 중 오직 성기능만을 위해서

존재하는 기관으로, 자극에 민감해 수면 중에 발기하기도 한다. 그리스어로 클리토리스(clitoris)는 '숨어 있는 것'을 뜻한다.

＊요도: 클리토리스와 질 사이에 있으며, 질과는 완전히 독립된 기관이다. 남성의 요도(15~20㎝)에 비해 길이가 훨씬 짧고(5㎝ 미만) 굵으며 오직 소변만을 배출하는 역할을 한다.

＊질구: 소음순 언저리를 싸고 있는 질의 입구를 말한다. 항문과 요도구 사이에 위치하며, 남성의 성기나 삽입식 생리대를 받아들일 만큼 질기고 유연하다.

＊질: 질은 자궁과 외성기를 연결하는 근육으로 된 관 모양의 기관이다. 길이는 8~13㎝, 너비는 2~3㎝ 정도이다. 항문과 요도 사이에 있으며 소음순 안쪽에서 시작하여 자궁경부까지 이어진다. 남성의 성기가 삽입되는 곳이며, 아기가 나오는 산도이자 생리혈의 통로이다. 질의 안쪽 벽은 물결치듯 주름이 잡힌 점막 조직으로 덮여 있다. 그 속은 일정한 산도(pH 4.0)를 유지하기 위해 항상 축축하다. 이는 외부로부터의 감염을 막고 자궁의 생태계를 지키기 위한 것이다. 또한, 질은 페니스가 내놓은 정액도 밖으로 배출시킬 만큼 정화 능력이 뛰어나다. 성행위를 하거나 출산할 때를 제외하고는 늘 닫혀 있다. 하지만 출산을 할 수 있을 만큼 질기고 유연하며 탄력성이 좋다.

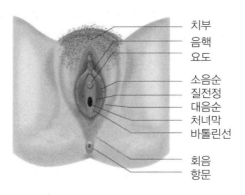

치부
음핵
요도
소음순
질전정
대음순
처녀막
바톨린선
회음
항문

〈여성의 외음부〉

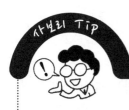

내 몸에 숨겨진 성감대 찾기

1. 거울을 이용하라

옷을 완전히 벗고 전신거울 앞에 선다. 거울에 비치는 자신의 몸에 대한 부정적인 생각은 버려야 한다. 마치 다른 사람의 몸을 보고 있다고 생각하고 구석구석 살펴보며 아름다운 부분을 찾아낸다. 편안한 장소에 누워 몸 구석구석을 가볍게 더듬어 보는 것도 자신의 몸과 친해지기 위한 좋은 방법이다. 자신의 성기를 부드럽게 만지며, 그 촉감을 느껴 보는 것도 필요하다.

2. 당신의 몸을 사랑하라

오르가슴은 성기를 통해 느끼는 것이다. 몸매가 뚱뚱하다거나 상처가 있다고 해도 오르가슴을 느끼는 것과는 아무 상관이 없다. 보통 얼굴이 못났다거나 뚱뚱하다고 성적인 부분도 체념해 버리는 경우가 많은데 오르가슴이 모델과 배우들의 전유물은 아니다. 자신의 몸을 잘 이해하고 사랑하는 마음을 갖도록 노력해야 한다. 왜냐고? '나'는 소중하니까!

3. 성감을 찾아 나서라

자신의 몸을 구석구석 이해하고 사랑하는 마음이 생겼다면 이제 본격적으로 당신의 성감대를 찾아 나서라. 성감대를 찾는 동안은 정신을 집중하는 것이 좋다. 또 손을 사용하는 것 외에도 혀와 입술, 비단과 천 등 다양한 도구를 사용해서 잃어버린 당신의 감각을 찾아내자. 일주일 정도 남편과 함께 노력하면 뜻밖의 성감대를 찾을 수 있다. 특히 질과 음핵, 질 내부의 지스폿 등 성교를 통해 자극받을 수 있는 성감대를 찾는 노력도 함께 해야 한다.

4. 자극하라

성감대를 찾는 노력을 했다면 이번에는 성감대를 자극해 보자. 특히 예민한 성감대 몇 군데를 선택하여 강하게 성적인 자극을 주도록 한다. 30분 이상 강렬한 자극을 주어 자연스럽게 오르가슴이 느껴지도록 하는데, 자위행위에 대한 거부감을 떨쳐 버리고 오르가슴을 찾으려는 노력이 중요하다. 2주 정도 매일 반복하는 것이 좋다.

5. 오르가슴을 경험하라

성감대 자극은 오르가슴이 느껴질 때까지 계속적으로 반복하는데, 부정적인 생각은 오르가슴을 방해한다. 여성들은 자위행위나 스스로 성감을 찾는 노력에 대해 자신의 알몸을 보이는 것만큼이나 부끄럽게 생각하기 쉬운데, 자신의 몸을 보고 성감대를 발견하며 오르가슴을 찾는 노력 등을 아름다운 것으로 생각해야 한다.

일본의 바람둥이 무릎 꿇린 임플란트질성형

한국에서 대학을 마치고 일본으로 유학을 떠난 어느 젊은 여성의 이야기다. 일본의 모 대학원에서 열심히 공부를 하던 그녀는 우연히 한 일본 청년을 알게 되었다. 매력적인 용모에 번듯한 직장을 가진 전도유망한 청년이었다.

일본 청년은 고달픈 유학 생활에 지친 그녀의 외로운 마음을 상냥하게 어루만져 주었고, 그녀 역시 그 일본 청년에게 깊이 빠져들어 갔다.

문제는 이 일본 청년이 엄청난 바람둥이라는 것이었다. 아무것도 모르고 행복해하던 그녀는 시간이 지나면서 이 일본 청년이 사생활이 문란한 남자라는 것을 차츰 깨닫게 되었다. 모르는 여자에게서 전화나 문자가 올 때마다 청년은 그냥 아는 동생이라며 태연히 둘러댔다. 여자들과 데이트 약속이 있는 날에는 그녀의 전화를 받지 않거나 아예 전화기를 꺼놓기가 일쑤였다.

몇 번이나 헤어지려고 마음먹었지만 이미 그 일본 청년을 사랑하게 된 그녀는 쉽게 포기할 수가 없었다. 깊은 고민을 안고 한국에 들어온 그녀는 친한 친구에게 그 사실을 털어놓았다. 일본 청년에 대한 그녀의 마음이 돌이킬 수 없을 정도로 깊다는 것을 알게 된 친구는 한숨을 쉬더니 이렇게 말했다.

"정말로 포기할 수 없다면 온 힘을 다해서 꽉 잡아 봐. 일본 남자들은 성적인데 관심이 많다면서? 그럼 차라리 질성형을 받아 보는 건 어때? 내가 질성형 잘하는 병원을 소개해 줄게."

친구가 소개해 준 병원은 바로 임플란트질성형으로 소문난 병원이었다. 무사히 수술을 마치고 일본으로 돌아간 그녀는 그 일본 청년과 다시 만나게 되었다. 그리고 3개월 뒤, 병원으로 그녀의 편지가 도착했다.

"원장님, 저 드디어 프러포즈 받았어요! 정말 감사합니다!"

진료실에서 온 편지

우리 남편 좋아 죽네!

어느 날 50대 여성이 우리 병원을 찾아왔다. 폐경 여성이었지만, 목소리가 활기차고 나이보다 젊어 보이는 여성이었다. 그녀는 멋쩍게 웃으며 입을 열었다.

"여자가 폐경이 되면 성생활에 관심이 없을 것이라고 생각들 하시는데, 제 경우만 봐도 그게 아니거든요. 자식들도 이제 다 컸고, 젊음을 만끽하고 싶은데 남편은 안 그런가 봐요. 손바닥도 마주쳐야 소리가 나죠. 밤에 이불 깔고 분위기 좀 내려고 하면 글쎄 남편이 등을 돌려 버리는 거예요. 남부끄러운 얘기지만, 남편은 저와의 관계보다도 야동을 보며 자위하는 것을 더 좋아해요. 저랑 하면 재미가 없다나요. 남편한테 그 얘기를 듣고 어찌나 화가 나는지, 제가 정말 '두고 보자.' 하는 심정으로 수술을 결심했어요. 보란 듯이 수술해서 남편이 내게 한 그대로 갚아 줄 거예요."

진찰을 해 보니 출산으로 인해 질 입구가 많이 처졌고, 질 내부도 너무 헐거웠다. 이 상태로는 남편은 둘째치고 본인의 성감도 떨어질 수밖에 없었다. 나는 그녀에게 남편의 사이즈에 맞춘 임플란트질성형을 권했다. 수술 결과는 기대 이상이었다. "우리 남편은 아주 좋아서 죽을 지경이에요!"

아내와의 잠자리를 피하기만 하던 남편이 이제는 야동도 끊고 아침저녁으로 달라붙어 도무지 떨어지지를 않는다는 것이다. 성관계를 너무 많이 해서 질 부위가 헐었는데도 막무가내로 잠자리를 요구한다고 했다. 그녀는 그런 남편이 귀찮다면서도 내심 싫지는 않다고 했다. 특히 남편이 자기 뒤를 졸졸 쫓아다니며 잠자리를 조를 때마다 예전에 자신을 무시했던 남편에게 복수한 느낌이 들어 기분이 좋다는 것이다. 밤마다 두 사람이 내는 소리가 너무 커서 자식들 보기 민망하기는 하지만, 이제야 비로소 사는 맛이 난다고 했다. 이런 소식을 접할 때면, 시술한 의사로서 보람을 느끼고 행복할 따름이다.

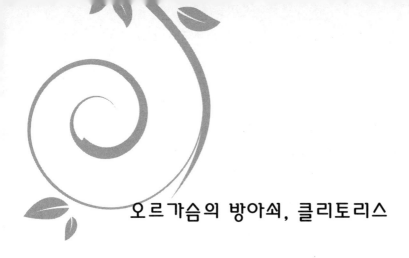

오르가슴의 방아쇠, 클리토리스

사정과 동시에 100퍼센트 오르가슴을 느끼는 남성들은 오르가슴에 대한 특별한 환상이 없다. 발기, 섹스, 사정의 단순하면서도 확인 가능한 과정을 통해 어느 때, 어떤 곳에서든 절정을 느낄 수 있기 때문이다. 그러나 여성의 오르가슴은 남성에 비해 훨씬 미묘하고 복잡하며, 정서적인 영향이 매우 크다.

여성이 일단 오르가슴에 이르게 되면 자신의 존재를 잊을 정도로 크나큰 쾌감을 맛보기도 한다. 이러한 쾌락은 김용오 시인이 노래한 것처럼, '성교할 때의 쾌감의 절정'을 넘어선 그 어떤 자리, 너도 없고 나도 없는 절대 무(無)의 세계, 너도 있고 나도 있는 절대 유의 세계를 의미하는지도 모르겠다.

그러나 여성의 50퍼센트는 성행위만으로 오르가슴에 도달하지 못하는 게 안타까운 우리의 현실이다. 오르가슴에 도달하지 못한다고 자신에게 뭔가 문제가 있는 게 아닌가 고민하는 여성들이 적지 않은

데, 불안해할 필요는 없다. 특별한 장애가 없는 정상적인 여성이라면 성감을 어떻게 개발하느냐에 따라서 얼마든지 100퍼센트 오르가슴을 느낄 수 있다.

그 비밀은 성감대에 숨어 있다. 사람에게는 성적 쾌감을 유발하는 성감대가 300개 이상 존재하는데, 특히 여성의 경우는 온몸이 성감대라고 표현될 정도로 다양한 성감대를 갖고 있다. 그중에서 여성의 오르가슴과 가장 직접적으로 관련이 있는 성감대는 단연 클리토리스라고 할 수 있을 것이다. 클리토리스는 남성의 음경에 해당하는 발기성 조직으로, 성관계 시 마찰에 의해 성적으로 흥분하면 내부가 혈액으로 채워져 발기하면서 쾌감을 느끼게 된다.

클리토리스는 남성과 섹스를 하지 않더라도, 또 성경험이 많지 않은 여성이라 하더라도 적절한 자극을 받으면 비교적 쉽게 오르가슴에 도달할 수 있는 성감대이다. 하지만 클리토리스는 아주 예민하기 때문에 그곳을 직접 자극하면 불쾌감이나 통증을 느낄 수도 있기 때문에 조심해야 한다. 클리토리스는 적절한 자극을 받아 성적으로 흥분하면 안으로 점차 숨어 버리게 되는데, 그래서인지 그리스어로 클리토리스는 '숨어 있는 것'을 뜻한다고 한다. 클리토리스 자극을 좋아하는 여성의 경우, 섹스 시에 본능적으로 삽입을 늦추려고 하는 것도 바로 이런 이유 때문인 것으로 생각된다.

클리토리스가 오르가슴과 밀접한 관련을 가지는 이유는, 이곳을 성적으로 자극하면 거의 대부분의 여성이 오르가슴에 도달할 수 있기 때문이다. 이런 점은, 여성이 자위행위를 할 때 거의가 클리토리스를 자극한다는 사실에서도 잘 알 수 있다. 실제로, 질 속에 물건을 삽입하여 오르가슴을 얻을 수 있는 여성은 극소수라고 한다. 남성과의 섹스에서 여성이 오르가슴을 느끼는 데 중요한 역할을 하는 것이 클리토리스라는 점이 최근의 한 연구에서 밝혀지기도 했다.

지스폿과 함께 여성의 2대 오르가슴 포인트로 알려진 클리토리스는 피부의 주름인 포피로 싸여 소음순에 연결되어 있다. 섹스를 할 때 남성의 움직임에 따라 소음순이 끌어당겨지기 때문에 클리토리스도 간접적인 자극을 받게 된다.

클리토리스의 크기는 0.5~1.5센티미터정도 되며, 약 8000개의 신경 섬유가 분포하고 있는데 이는 남성의 음경에 분포된 신경섬유의 두 배 가까이 되는 숫자다. 여성에 따라서는 클리토리스를 덮고 있는 포피가 너무 두꺼워, 성관계 시 남성의 자극에 둔감하고 오르가슴을 잘 못 느끼게 되는 경우가 있다. 이런 여성의 경우 남성들이 포경수술을 하듯이 클리토리스의 포피를 부분적으로 제거하고, 음핵을 노출시키는 수술을 시행하면 자극에 민감하게 되어 극치감을 느낄 수가 있다.

이 음핵 성형을 하면 클리토리스와 포피 사이에 이물질이 끼어 고

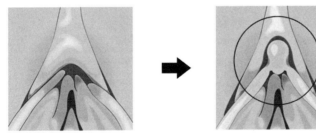

〈성형 전 : 표피가 덮여있는 음핵〉　　〈성형 후 : 노출된 음핵〉

음핵(클리토리스)성형 후의 변화

약한 냄새가 나는 것을 막아 주기도 한다. 질의 윤활 작용이 원활하고 심리적 요인이 없음에도 불구하고 오르가슴을 못 느끼는 여성이라면 간단한 음핵 성형술을 통해 불감증을 개선시키는 것이 좋다. 임플란트질성형과 음핵 성형을 같이 하면 더욱 큰 만족을 얻을 수가 있다.

음핵성형술이 필요한 경우

1. 음핵 포피가 늘어나고 두껍게 주름져 음핵을 너무 덮는다.
2. 성관계 시 성감이 약하고 불감증이 있다.
3. 음핵 주위가 가렵고 분비물이 끼어 냄새가 난다.
4. 소음순 성형을 할 때 음핵 주위와 균형을 맞추고 싶다.

음핵 성형과 여성 할례

어떤 사람들은 음핵 성형술을 현대판 '여성 할례'라고 부르기도 한다. 그러나 여성의 불감증을 치료하기 위한 음핵 성형술과 여성에 대한 반인권적인 의식인 여성 할례는 그 목적부터가 전혀 다른 것이다. 수천 년 전부터 아프리카, 흑인들이 있는 중동, 중남미, 아시아 일부 지역에서 오랜 관습으로 굳어져 온 여성 할례는 여성이 성적 쾌감을 느끼지 못하도록 여성의 외부 성기를 잘라내는 끔찍한 의식이다.

지역에 따라서는 상징적으로 살짝 상처를 내는 데 그치는 경우도 있지만, 소말리아를 비롯한 여러 나라에서는 여성의 외부 성기 전체를 잘라 낸 뒤 소변이 겨우 나올 만큼 성냥개비 머리만 한 공간만 남기고 전부 꿰매 버린다고 한다.

5~12살의 어린 여자아이에게 자행되는 이 끔찍한 관습은 엄청난 고통이 따르는 것은 물론이고, 대부분 비위생적인 환경에서 면도칼, 일반 칼, 유리 조각 등의 도구로 수술이 이루어지기 때문에 세균 감염의 우려가 매우 크다. 실제로 할례 과정에서 세균에 감염된 사례도 많고, 생식기가 심하게 절단되어 죽음에 이르는 경우도 적지 않다. 살아남은 여성 중에도 신장병, 낙태 등 여러 가지 후유증에 시달리는 여성들이 많다.

아프리카의 소녀들은 엄청난 고통이 따르는 이 의식을 피하고 싶어도 피할 수가 없다. 사회 분위기상 할례를 받지 않으면 순결하지 않다고 여겨서 가족의 수치가 되기 때문이다. 소녀들은 수술을 받는 동안 신음소리를 내면 안 되기 때문에 아무리 아파도 이를 악물고 참아야 한다.

진료실에서 온 편지

성에 무지한 여성

한 평범한 여성이 진료실로 들어왔다. 수척한 얼굴에 우울한 기색이 가득했다. 무슨 걱정이 있으시냐고 여쭤 보니 남편이 집을 나갔다고 한다. 본인은 어떻게 해서든 집 나간 남편이 돌아오기를 고대하면서, 질성형수술이라도 받아서 남편의 마음을 되돌리고 사랑을 받고 싶다는 것이었다.

"내 처지를 한탄해 보기도 하고, 화를 내며 남편을 욕해 보기도 하고, 한없이 울어 보기도 했어요. 그런데 아무리 몸부림을 쳐도 이 현실에서 벗어날 수가 없는 거예요."

실로 안타까운 사연이었다.

그 여성의 상태를 진찰해 보니, 제왕절개를 해서인지 질이 아주 넓지는 않았다. 그러나 역시 탄력이 많이 떨어져 있는 상태였다. 또한 소음순의 모양도 너무 크고 늘어져 있고, 거무죽죽한 모습이 영 볼품없어 보였다. 클리토리스를 자극해 봤으나 반응성도 많이 떨어져 있었다.

문진을 하던 중, 나는 그녀가 클리토리스가 뭔지 오르가슴은 어떤 느낌인지 잘 모른다는 것을 알게 되었다. 정말 뜻밖의 일이었지만, 진찰을 하다 보면 간혹 이런 여성을 만날 때가 있다. 인터넷에 성에 대한 온갖 정보가 난무하고 프리섹스며 스와핑이 심심치 않게 이슈가 되는 세상이지만, 우리 주변에는 성에 무지한 여성이 의외로 많다.

우여곡절 끝에 나는 그녀에게 알맞은 임플란트질성형술과 클리토리스 교정술을 시행했다. 그녀는 열심히 병원을 오가며 치료받는 와중에도 남편의 행방을 계속 수소문하고 있었다. 그러던 어느 날, 천신만고 끝에 남편이 돌아왔다는 소식이 들렸다.

이 순박한 여성은 남편의 마음을 되돌리고야 말겠다는 신념으로, 수술 후에도 정말 열심히 치료를 받으러 오셨다. 그러면서 하는 말이, 이제 남편이 돌아왔으니 수술 효과만 좋았으면 한다는 것이었다.

다행히 몇 번의 잠자리 후 그녀의 남편은 확실히 변화된 모습을 보이기 시작했고, 그녀를 대하는 태도도 따뜻해졌다고 한다. 임플란트의 효과가 나타난 것인지, 단순히 남편의 마음이 변한 것인지는 잘 모르겠지만, 그녀는 무조건 내 덕분이라며 감사해했다.

본인의 느낌은 어떠냐고 물었더니 전과는 뭔가 좀 다르다고 했다. 나는 그녀에게 조금만 더 노력하면 남편과의 잠자리에서 오르가슴을 느낄 수 있을 거라고 말해 주었다. 시간이 많이 지난 지금, 그녀의 삶은 어떻게 바뀌었을까. 부디 그 순박하고 평범한 여성의 가정사가 편안했으면 하는 바람이다.

진료실에서 온 편지

음핵 노출술로 새 삶 찾은 여성

영어로 클리토리스(clitoris)라고도 부르는 음핵은 여성의 외음부 정중앙 외 요도구 위측에 있는 소돌기로, 남성의 음경(penis)에 해당한다. 길이 3~4센티미터 정도의 작은 원통 모양이며 음핵귀두, 음핵체, 음핵각의 3부로 나뉜다. 이 음핵은 여성의 성감대로 알려져 있으나 포피가 과도하게 덮고 있거나, 나이가 들면서 늘어져 처지면 성적 자극에 둔감하게 된다. 남성들이 포경 수술을 하듯이 여성 음핵을 덮고 있는 포피를 절제하여 음핵을 노출시키는 수술을 음핵 노출술 또는 음핵 성형이라고 한다.

본 병원을 내원한 30세의 젊은 미혼 여성은 남자 친구와의 관계 시 충분한 전희로 인해서 질 윤활 작용이 활발하고 삽입 시 쾌감도 괜찮지만 무언가 부족한 느낌이 있다고 했다. 특히 오럴섹스를 할 때에는 기분이 그다지 좋지 않다는 것이었다. 진찰해 보니 음핵 포피가 과도하게 덮여 있었고, 소음순도 상당히 비대하였다. 이런 경우 음핵의 민감성이 떨어져 오럴섹스 시에 오르가슴을 제대로 느낄 수 없다고 판단되어 소음순 성형과 음핵 노출술을 시행하였다.

수술을 받은 후 그녀는 이전에는 느낄 수 없었던 새로운 경험을 할 수 있었다며 좋아했고, 깨끗하고 아름다워진 소음순을 보고 남자 친구도 좋아했다고 전했다. 그 후 몇 달 뒤 그녀는 그와 결혼에 골인하였고 지금은 뱃속의 아기와 함께 산전 진찰을 받고 있다.

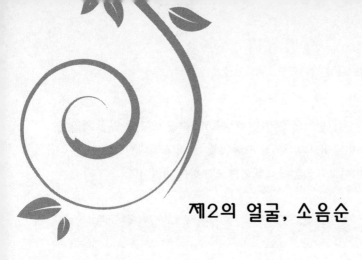

제2의 얼굴, 소음순

얼굴 성형은 이제 '보편화'라는 표현을 써야 할 정도로 널리 실시되고 있는 추세이다. 쌍꺼풀 수술로 작은 눈을 크게 만들고, 코 수술로 자존심을 한껏 세우는 것은 기본이며, 가슴확대나 지방흡입술로 아름다운 보디라인을 가꾸기도 한다. 이렇게 성형술이 신체 전반으로 확대, 적용되고 있는 가운데 여성의 생식기를 아름답게 만드는 수술에 대해 관심도 커지고 있다. 그중 가장 주목받는 것은 바로 소음순 성형이다. 소음순은 질 입구 양쪽에 늘어져 있는 해면체 조직으로, 날개 모양의 구조를 취하고 있다. 정상 소음순의 크기는 질의 위-아래 길이에서 옆으로 약 1/3 정도 크기가 가장 이상적이다. 소음순의 위아래 세로 길이는 3~4센티미터가 적당하며, 소음순의 가로 폭의 길이는 1~1.5센티미터 정도가 이상적이다. 소음순의 모양은 예쁜 꽃잎 모양으로 양쪽이 서로 대칭을 이루면서 주변의 대음순과 클리토리스와 함께 적절한 조화를 이루는 것이 자연스럽다.

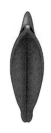

〈정상적인 소음순〉

소음순은 여성의 외음부 성기 모양에 있어서 미적으로 중요한 부분이고, 기능적으로는 입술처럼 촉촉하게 분비물이 적당하게 존재하면서, 질 안이나 요도로 들어가는 세균 침투를 막는 역할을 한다.

소음순의 상피는 질 점막과 비슷한 점막으로 형성되어 있어 일반피부와는 많은 차이가 있다. 소음순의 조직에는 수많은 혈관과 탄성 섬유, 그리고 감각 신경과 교원질로 구성되어 있으므로 성적 욕구가 증가하거나 흥분할 때에는 팽창하거나 커지면서 성적인 자극에 더욱 민감하게 된다.

일반적으로 사춘기까지의 소음순은 작고 매끈하며 핑크색을 띠고 있어 갓 피어난 꽃잎에 비유되기도 한다. 그러나 소음순은 18세 이후부터 신체적 성장과 더불어 크기가 점점 커지고 길이도 늘어나게 되며, 색깔이 검어지게 된다.

선천적인 이유도 있겠지만 섹스나 질염, 외상에 의한 상처, 자위행위 혹은 자전거 타기 같은 운동 등의 반복적인 자극으로 인해 비정상적으로 커지고, 색깔이 검어지기도 한다. 색깔이 검고 비대하게 늘어난 소음순은 여성들에게 콤플렉스로 작용하여, 심한 경우에는 섹스

기피증으로까지 이어지기도 한다.

하지만 성문화가 개방되고 오럴섹스를 즐기는 부부가 많아지면서 남편에게 시각적인 만족을 주고 싶어 하는 여성들이 점차 늘어나고 있다. 얼굴의 단점을 미용 성형수술을 통해 커버하는 것처럼, 소음순의 모양이 길거나 검은 색을 띠어서 보기 흉할 경우 수술을 통해 예쁜 처녀 때의 모양으로 바로잡을 수 있다.

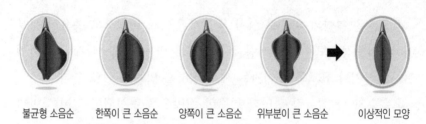

불균형 소음순   한쪽이 큰 소음순   양쪽이 큰 소음순   위부분이 큰 소음순   이상적인 모양

〈소음순성형 후 달라진 소음순의 모습〉

소음순 성형수술의 종류는 다음과 같다.

1. 단순절단술

길어진 소음순을 단순히 잘라내고 봉합하는 방법으로 수술 시간이 짧고(20~30분) 간단하나, 양쪽 소음순 색이나 모양이 차이가 나고 피부신경의 절단으로 이상감각이나 통증이 생길 수 있다. 간혹 수술 부위에 소결절이 생길 수 있다.

2. 쐐기절단법

단순절단술에 비해 소음순 색의 보존이 잘되나 좌우 소음순의 크기를 같게 하기 어려울 수 있고, 폭이 두꺼운 소음순에 적용이 어렵다.

3. 피부박리법

소음순의 가장자리를 보존하면서 소음순 내의 혈관, 신경, 발기조직 등을 그대로 보존하므로 수술후 통증이 적고 회복이 빠르다. 의사의 숙련된 경험이 필요하며 소음순 양측 모양이 예쁘게 대칭이 되지 않고 두께가 일정치 않을 수 있다.

4. 최신 레이저를 이용한 소음순 성형

소음순 모양을 상담을 거쳐 디자인 후 여러 수술법을 환자에게 맞는 방법으로 적용한다. 수술 방법은 어떤 모양으로 만들 것인지에 대한 전체적인 디자인을 잡은 다음 메스나 레이저를 이용해 절개를 하게 된다. 비대하게 늘어난 부분이 제거됨으로써 전체적인 모양이 예뻐지는 것은 물론 색깔이 한층 밝은 핑크색을 띠게 된다. 아울러 덮여 있던 클리토리스가 노출되어 성감이 좋아지는 효과도 얻을 수 있다.

소음순 성형에서 중요한 것은 소음순이 예쁜 반달 모양이 되도록 디자인하는 과정에서 양쪽의 균형을 잘 잡아 주는 일이다. 라인을 그리고 절개를 하는 과정에서 의사의 미적 감각과 세심한 외과적 수술 스킬이 요구된다. 그렇기 때문에 소음순 성형 수술을 받고자 하는 여성들은 이러한 점을 꼭 염두에 두고, 수술 경험이 풍부한 의사를 선택하는 것이 무엇보다 중요하다고 하겠다.

레이저를 이용한 사보리 소음순 성형은 정상조직의 신경 혈관 손상을 최소화하여 자연스럽고 개개인에 맞는 예쁜 모양의 소음순을 만들어 준다. 수술은 국소마취나 하반신 마취를 한 뒤에 무통 상태로 시행하며, 시간은 30~40분 정도 소요된다. 수술 후에는 입원 등의 사후 단계 없이 곧바로 일상생활이 가능하며, 경과를 살피기 위해 한 번 정도 내원하면 된다.

맛있는 오럴섹스

얼마 전까지만 해도 불결하게 받아들여지던 오럴섹스가 이제는 아주 자연스러운 성행위의 하나로 자리 잡는 추세다.

오럴섹스는 크게 펠라티오와 커닐링거스로 나뉜다. 펠라티오는 남성의 음경을 입으로 빨아 줌으로써 자극을 주는 행위로서, 남성을 흥분시키는 가장 강력한 방법이다. 남성들에게 입은 여성의 질과 비슷한 느낌을 줄 뿐만 아니라, 혀의 자극까지 더해지면 오히려 질보다 더 많은 자극을 받게 된다. 사실 혀는 성적인 자극을 주는 데 아주 유용한 수단으로, 섹스 시 쓰다듬거나 핥기, 키스, 빨기, 삽입 등과 같은 다양한 방법을 구사할 수 있다.

커닐링거스는 혀와 입을 사용해 여성의 음핵과 질 부위를 핥고 코로 건드려 주는 행위다. 이것은 여성을 극도로 흥분시키지만, 아직 이 행위를 수치스럽게 여기는 여성도 있으므로 조심스럽게 접근해야 한다. 혀는 손가락보다 유연하기 때문에 부드럽고 다양한 자극을 가할 수가 있다. 여성 성기에 대한 직접적인 애무로써 이보다 더 자극적인 방법은 없을 것이다.

오럴섹스의 장점은 받는 사람이나 주는 사람 모두 커다란 자극을 느낄 수 있다는 점이다. 하지만 아무리 훌륭한 애무법도 상대에 대한 친밀감이 바탕이 되어야 충분한 만족을 느끼게 된다는 점을 명심해야 한다.

오럴섹스 시 주의할 점이 있다. 구강 내 사정을 싫어하는 여성이 있으므로, 펠라티오를 할 때는 반드시 사정 전에 상대방과 그에 대한 합의가 있어야 한다. 또 여성은 자신의 몸에서 나는 냄새에 대한 걱정 때문에 커닐링거스에 집중하지 못하는 경우가 많다. 그래서 자주 씻기도 하고, 심지어 향수를 뿌리는 여성까지 있다. 물론 질염에 의한 생선 비린내 같은 악취는 곤란하지만, 대부분의 건강한 여성의 질에서 나는 약간의 신맛과 냄새는 오히려 남성을 자극하는 요소가 되니 너무 걱정하지 않아도 된다. 간혹 너무 흥분해서 상대방의 가장 예민한 부위를 깨무는 경우가 있는데 이는 절대 피해야 할 행위다. 또한 성병에 감염되었거나, 입 주변이 헤르페스 바이러스에 감염된 경우에는 오럴섹스를 피하는 것이 좋다.

사보리 TIP

소음순 성형술이 필요한 여성들

1. 소음순이 과도하게 비대하거나 색소 침착이 심한 경우
2. 소음순이 좌우 비대칭인 경우
3. 소음순에 분비물이 끼어 냄새가 나거나 가려운 경우
4. 꽉 낀 청바지 등을 입을 때 땀이 차 쓰라리거나 붓는 경우
5. 부부 관계시 불편한 경우
6. 소음순이 질 입구와 요도를 덮어, 배뇨 시 소변 줄기가 한쪽으로 흘러내리는 경우

소음순 검은 여자는 경험이 많다던데……

찬바람이 몰아치던 겨울날이었다. 그날따라 손님도 뜸해서 한가하게 차를 마시고 있는데, 20대 후반의 여성이 나를 찾아왔다. 하얀 얼굴에 티 없는 웃음이 인상적인 미혼 여성이었다. 그녀에게는 깊이 사귀는 남자 친구가 있었다. 처음 사귄 남자는 아니었지만, 결혼을 생각할 만큼 좋아한 건 그가 처음이라고 했다. 함께 밤을 보낸 어느 날, 남자 친구는 그녀의 소음순 한쪽이 축 늘어지고 색깔도 거무죽죽한 걸 보고는 씩 웃으며 말했다.

"이게 검은 여자는 경험이 많다던데……."

물론 농담으로 한 이야기였지만, 그녀는 온몸에 뜨거운 물을 뒤집어쓴 듯한 수치심을 느꼈다. 자존심 때문에 남자 친구에게 속마음을 드러내지는 않았지만, 그녀는 상처 받은 기분이었다. 그날 이후 목욕을 하거나 속옷을 갈아입을 때마다 남자 친구의 그 말이 떠올랐다. 그럴 때마다 그녀의 얼굴은 모욕감과 수치심으로 붉게 달아올랐다. 솔직히 남자 친구가 자신의 첫 상대는 아니었지만, 또래에 비해 경험이 많은 건 전혀 아니었다. 한동안 남자 친구와의 만남을 피하며 고민하던 그녀는 인터넷 서핑 중에 우연히 소음순 수술이라는 게 있다는 것을 알게 되었고, 수소문 끝에 우리 병원을 찾아온 것이다.

나는 이야기를 다 듣고 난 후 그녀의 늘어지고 색이 검은 소음순을 아름답게 다듬어 드리겠다며 우울한 마음을 달래 주었다. 고민하던 문제를 해결하면 다시 자신감을 회복할 수 있을 거란 생각이 들었다.

나는 그녀의 나이와 상태에 맞게 소음순을 디자인하여 시술에 들어갔다. 비대칭이고 힘없이 늘어져 보이는 소음순을 꽃잎 모양처럼 가지런히 다듬어 주었고, 검고 볼품없었던 부분은 레이저를 이용하여 핑크빛의 아름다운 소음순으로 바꾸어 주었다.

그녀는 몇 주 후 거울로 자신의 소음순을 보고는 너무 예쁘다며 만족하였고, 그 사이에 벌어진 일을 알 리 없는 남자 친구는 적극적으로 변모한 그녀와의 잠자리에 완전히 매료되었다고 한다.

진료실에서 온 편지

날개를 활짝 펴고

여성의 외부생식기 중 가장 눈에 띄는 부분이 대음순과 소음순이다. 대음순은 질 전정을 둘러싸고 있는 두 쌍의 피부 주름 중 바깥쪽이며 그 안쪽을 소음순이라고 한다. 소음순은 질 입구 양쪽에 날개 모양으로 자리 잡고 있기 때문에, '소음순'이라는 말을 잘 모르는 사람도 양쪽 날개라고 하면 금방 알아듣곤 한다. 그런데 이 소음순은 사춘기를 지나면서 사람에 따라 과도하게 발달하거나 비대칭으로 자라는 경우가 있다. 색소 침착이 심해 닭 벼슬처럼 검붉은 빛깔로 늘어지기도 한다.

수년간 우리 병원을 다닌 여성분들 중에도 그런 분이 있었다. 소음순 문제로 고민하는 여성들은 대개 속으로만 끙끙 앓는 경우가 많은데, 이분도 그런 경우였다. 그녀는 검붉게 늘어진 소음순 때문에 몸에 꽉 끼는 스키니진은 입을 엄두도 내지 못했고, 남의 눈이 두려워 대중목욕탕도 이용하지 못했다고 한다. 그녀는 질염 때문에 4~5년 동안 우리 병원에 치료를 다니면서도 전혀 내색을 하지 않다가 몇 개월 전에야 어렵사리 이야기를 꺼냈다.

그녀에게는 몇 년 동안 사귀어 온 남자친구가 있었다. 그런데 남친이 간혹 성관계를 요구해도 혹시나 소음순이 크다고 실망하거나 등을 돌릴까 봐 용기를 낼 수가 없다고 했다. 온갖 핑계를 대며 미룰 수 있을 때까지 미루어 왔는데, 이제 더는 미룰 수가 없는 상황이라 상담을 요청한 것이었다. 그녀는 부끄러운 듯이 내게 질문하였다.

"수술하면 정말 티 나지 않게 예쁜 소음순을 가질 수 있나요?"

"그럼요. 그리고 예쁜 소음순을 갖게 되면 여자로서 자신감이 생겨서 육체뿐 아니라 정신건강에도 아주 좋답니다. 또한 큰 소음순으로 인한 여러 가지 불편했던 부분까지도 말끔히 해결될 수 있습니다."

그렇게 해서 소음순 성형을 받은 그녀는 드디어 남자 친구와 단둘이 떠난 여행지에서 떨리는 첫 관계를 갖게 되었다. 그날 밤, 그녀의 몸을 정성스럽게 애무하던 남자 친구가 갑자기 감격한 목소리로 외치는 것이었다.

"이 앙증맞은 것 좀 봐! 귀여운 날개를 활짝 폈네! 아, 얼마나 사랑스러운지!"

그날 이후 그녀는 남자 친구의 사랑 속에서 자신감 있는 성생활을 하게 되었다고 한다. 오랫동안 그녀를 괴롭혔던 질염 증세가 싹 없어진 것은 물론이다.

진료실에서 온 편지

남편 주머니에서 돈이 막 나와요!

소음순 때문에 고민하는 것은 비단 젊은 여성들만이 아니다. 40~50대 이상의 중년 여인들도 내적인 자신감을 찾기 위해 소음순성형을 선택하곤 한다. 젊으나 늙으나, 자신의 여성성과 직접적인 관련이 있는 부위에 대한 고민은 다를 것이 없는 것이다.

사실 얼굴에 생기는 주름살이나 흰머리는 나이가 들면 누구나 생기는 자연스러운 현상이지만, 기형적으로 생긴 소음순과 대음순의 모양에 대해서는 누구에게 터놓고 이야기할 수도 없다. 상담실을 찾아온 중년 여성들과 이야기를 나누다 보면, 수치심 때문에 수십 년을 함께 산 남편에게 단 한 번도 음부를 보여주지 않았다는 경우도 꽤 많다.

지난가을, 40대 후반의 여성이 진료실 문을 열고 들어섰다. 지적인 느낌을 주는 커리어우먼으로, 세련된 외모나 사회적 지위 뭐 하나 빠지는 게 없는 여성이었다. 그녀의 고민은 남편과의 성관계 시 그다지 느낌이 없다는 것이었다. 이제까지는 그냥저냥 살아왔지만, 최근 남편과 다툼도 잦고 각 방을 쓰는 일이 많아지면서 남편과의 관계 회복을 위해 여성성형을 생각하게 되었다고 한다. 진찰 결과, 헐거워진 질과 클리토리스를 덮을 정도로 길게 늘어진 소음순이 문제였다.

그녀의 질과 소음순의 상태를 자세히 설명해 드리고 개선할 수 있는 여성성형 방법을 제시하였다. 그녀는 그런 좋은 방법이 있었으면 진작 했을 거라며 아이처럼 기대에 부푼 모습으로 수술을 서둘러 달라고 하였다.

나는 보기 흉한 소음순을 예쁘게 다듬어 드리는 소음순 성형과 남편과 여성의 성감을 증대시킬 수 있는 임플란트질성형을 시행하였다.

한 달 후 다시 병원을 찾은 그녀는 활기찬 모습이었다. 그녀의 옆에는 여러 명의 친구들이 눈을 빛내며 나를 바라보고 있었다.

"선생님, 너무 감사해요! 여기서 수술 받고 난 뒤부터 남편 주머니에서 막 돈이 나와요!"

그녀의 말에 친구들은 박장대소를 하며 웃었다. 그녀의 말인즉 관계 후 너무나 만족한 남편이 필요한 것 없냐며 용돈을 넉넉히 준다는 것이었다.

"제가 직접 경험을 하고 나니 혼자만의 비밀로 하기엔 너무 아까운 거예요. 그래서 친한 친구들을 데리고 왔어요! 원장님, 잘해 주실 거죠?"

진료실 안은 화기애애한 분위기가 되었다.

그 여자의 '처음'이 되고 싶은 남자들

"모든 남자는 그 여자에게 최초의 남자이고 싶어 하고, 모든 여자는 그 남자의 최후의 여자가 되고 싶어 한다."는 말처럼, 자신의 여자가 처녀이기를 원하는 남성들이 의외로 많다. 자기가 숫총각이든 그렇지 않든지에 관계없이 말이다. 물론, 남자든 여자든 자기가 사랑하는 사람이 과거에 자유분방한 교제를 한 것을 좋아하는 사람은 없을 것이다. 그러나 처녀성이 남녀 모두가 아니라 여성에게만 강조된다는 것은 문제가 아닐 수 없다. 여자의 처녀성에 강한 집착을 보이는 남성들의 이면에는 여성, 혹은 여성의 몸을 자신의 소유물로 생각하는 마음이 있지 않은가 따져 볼 일이다.

아직까지 전 세계 곳곳에 매매혼(賣買婚)의 전통이 남아 있다. 매매혼이란 결혼을 하기 위해 신랑이 신부 측에 일정한 혼자(婚資)를 지불하는 관습을 뜻하는데, 이런 사회에서 여성은 사고팔 수 있는 하나의 재산처럼 취급될 수밖에 없다. 여성은 남성과 대등한 존재가 아니

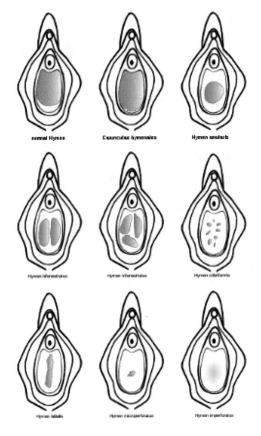

〈다양한 종류의 처녀막〉

라 남성에 종속되어 마음대로 다룰 수 있는 소유물로 전락할 수밖에 없게 된다. 여성의 처녀성에 의미를 부여하며 신성시하는 남성들의 잘못된 성 관념은 결국 이런 가부장적 질서의 반영일 뿐이다.

　과거, 여성의 처녀성을 확인하기 위해 첫날밤을 보낸 후 신부의 '피'

를 확인하는 습속은 전 세계에 광범위하게 퍼져 있었다. 중국에서는 신부의 '피'가 남아 있는 침대보를 동네 사람들에게 흔들어 보여 줘야 했고, 스페인에서는 아침이 되면 신랑이 피 묻은 신부의 속옷을 창가에 걸어 놓고 큰소리로 "내 여자는 처녀였다."라고 외쳐야 했으며, 중세 유럽에서도 첫날밤을 보낸 후 피가 묻은 시트나 손수건을 사람들에게 공개하는 관습이 있었다. 그만큼 처녀성이 신부를 맞이하는 데 있어 절대적인 조건이었던 것이다.

대체 처녀막이 무엇이기에 그토록 많은 남성들이 그것에 목숨을 거는 걸까? 처녀막은 질 입구를 가리고 있는 점막으로 된 얇은 근육 조직을 뜻한다. 대부분 복주머니 입처럼 오므려진 모양을 하고 있는 일종의 주름 조직이다. 이 주름 사이로 작은 구멍이 나 있어 한 달에 한 번씩 그 사이로 질 분비물이나 생리혈이 흘러나오게 되는 것이다. 처녀막공(處女膜空)이라고 하는 이 구멍의 형태는 사람에 따라 각기 다

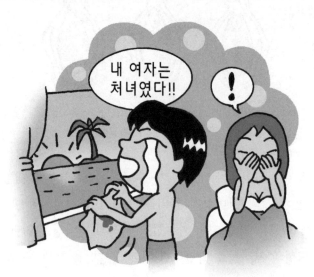

르다. 타원형인 사람이 있는가 하면, 반원형인 사람도 있고, 작은 구멍이 여러 개 나 있는 경우도 있기 때문이다.

또한, 사람에 따라 처녀막 주름이 지나치게 성장하여 처녀막 전체가 막으로 덮여 있는 경우가 있다. 이것을 의학적으로는 '처녀막 폐쇄'라고 하는데, 이 경우 인공적으로 막의 중간에 구멍을 뚫어 주어야 일상 생활에 지장이 없다. 여성의 순결이 내포하는 상징성을 감안하여, 수술을 할 때는 대개 막의 중간을 십자 모양으로 절개하는 방법이 사용된다. 초경이 있어야 할 나이에 초경은 없고, 복통이 주기적으로 느껴진다면 처녀막이 폐쇄되었을 가능성이 있는데, 때때로 생리혈이 고여 하복부에 덩어리가 만져지는 경우도 있다. 그리고 드물긴 하지만, 간혹 처녀막이 그물 모양으로 되어 있는 경우도 있다. 이런 경우에는 성관계가 어렵거나 아예 불가능할 수도 있기 때문에, 역시 수술을 통해 문제를 해결해야 한다.

일반적으로 처녀막은 처음으로 성관계를 가질 때 파열된다고 알려져 있지만 항상 그런 것은 아니다. 아주 약한 조직으로 되어 있는 처녀막은 수영, 승마, 자전거 타기 등의 운동을 하는 과정에서 파열되기도 한다. 또, 성관계를 통해 처녀막이 파열된다고 항상 '혈흔'이 남는 것은 아니다. 처녀막에는 소혈관이 잘 발달되어 있기 때문에 그것이 파열되면 출혈을 하는 경우가 많은 것은 사실이지만, 한 연구 기관의 조사에 따르면 출혈하지 않는 경우도 15퍼센트에 이른다고 한다.

이런 점에서 볼 때, 출혈 여부를 가지고 여성이 처녀인지 아닌지를 판단하는 것은 아주 잘못된 일이다. 잡아당겼을 때 3~4cm까지 늘어날 만큼 두껍고 탄력성이 강한 처녀막이 있는가 하면, 자전거를 타거나 탐폰 같은 질 삽입형 생리대를 사용하는 것만으로도 처녀막이 파열되는 경우도 있기 때문이다. 특히, 반지처럼 둥그런 모양의 처녀막을 가진 여성은 성관계 중 처녀막이 파열된다고 해도 출혈이 일어나지 않는다. 그리고 조금 특이한 경우지만, 자연 분만을 한 다음에도 처녀막이 비교적 잘 보존되는 경우도 있다고 한다. 여성의 몸 안에 처녀막이 있는 이유는 무엇일까? 아무런 때도 묻지 않은 미지의 몸이라는 걸 증명하기 위해서일까? 물론, 그렇지는 않다. 여성의 처녀막은 질이 외부의 세균이나 박테리아에 감염되는 것을 막아 주는 역할을 한다. 쥐의 일종인 기니피그는 매번 교미가 끝나고 나면 처녀막이 자동적으로 재생되는 구조를 가지고 있고, 두더지도 일생에 세 번은 처녀막이 재생된다고 한다. 이러한 점 역시, 처녀막이 질 내부의 환경을 보호하기 위해 생겨난 것임을 증명해 주는 사실이다.

과거에 비해 우리는 좀더 자유로운 세상에서 살고 있다. 여성의 권리도 과거 그 어느 때보다 높아졌다. 그러나 아직까지는 현실적으로 '처녀막'으로 인해 고통 받는 여성들이 적지 않은 게 사실이다. 많은 여성들이 은밀하게 산부인과를 찾아와 처녀막복원술에 관한 문의를 해 오는 것은 바로 그 때문이다. 그 여성들의 아픔을 알기에 어쩔 수 없이 수술을 해 주면서도 마음이 개운하지 않은 것은 어쩔 수가 없다. 처녀막으로 인해 받는 상처가 크다면 처녀막복원술도 하나의 대안이 될 수 있다. 처녀 적에는 프리섹스를 즐기다가 결혼을 앞두고 처녀막복원술을 받는 여성들도 있는 게 사실이지만, 성폭력이나 한순간의 실수 등 자신의 의지와는 상관없는 성관계로 인해 처녀막을 잃고 나서 상실감에서 벗어나지 못하는 여성도 있기 때문이다.

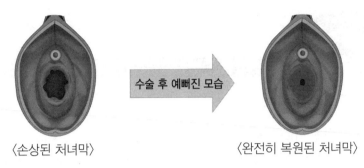

〈손상된 처녀막〉　　　　　　　　　　〈완전히 복원된 처녀막〉

수술 후 복원된 처녀막

처녀막 복원술이 필요한 여성들

1. 심한 운동이나 사고 등으로 처녀막이 파열된 경우

2. 원치 않는 성관계 등으로 처녀막이 파열된 경우

3. 결혼이라는 일생의 중대사를 앞두고 당당하게 새출발하고 싶은 경우

4. 결혼 상대자인 남성을 배려하여 처녀와 결혼했다는 기쁨을 주고 싶은 경우

행복한 결혼 생활을 위한 '혼전 검사'

결혼을 앞둔 여성은 설렘 속에서 여러 가지 결혼 준비를 한다. 그러나 행복한 결혼생활을 위해 꼭 필요한 건강검진은 소홀히 생각하여 미루는 경향이 많다. 행복한 결혼 생활을 위하여, 또 건강한 아이의 임신과 출산을 위하여 혼전 건강검진은 선택이 아닌 필수라는 사실을 잊지 말자.

1. 처녀막 검사

처녀막은 질 입구에 위치한 탄력성을 가진 주름 모양의 점막으로, 개인마다 막의 두께나 생김새, 탄력성이 다르다. 가벼운 운동이나 일상 생활 중에도 파열되는 경우가 있는가 하면, 여러 차례의 성관계를 가지고도 뛰어난 탄력성으로 인해 전혀 손상되지 않는 경우도 있다. 처녀막복원술은 파열된 처녀막을 원형의 상태로 복원하는 것으로 수술 시간은 30분 정도 걸리며, 수술 후 2시간 정도 회복 후 퇴원하여 바로 일상생활을 할 수 있다.

2. 혈액 검사

풍진과 간염 항체 검사를 하여 면역이 없는 경우는 예방 접종을 실시하는 것이 좋다. 특히, 풍진은 임신 중에 감염될 경우 태아에게 치명적인 기형을 일으킬 수 있으므로 임신 전에 미리 확인하여 면역을 갖는 것이 중요하다. 그 외에도 일반적인 건강진단으로 빈혈, 혈액형, 간 기능, 소변 검사 등을 시행한다.

3. 자궁경부암 검사

자궁경부암의 90%가 바이러스 감염에 의한 것으로 밝혀져 성 경험이 있으면 나이와 관계 없이 규칙적인 검사를 받아 암의 전 단계에 조기에 발견하여 치료하는 것이 좋다.

4. 질 검사

질은 임신과 출산, 성관계 등 여성의 삶에서 중요한 부분을 차지하는 곳이므로 결혼 전에 미리 검사를 받아두는 것이 좋다.

5. 골반 검사

자궁, 난소 등 골반 내 장기에 이상이 있는지 여부를 확인하기 위해 초음파 검사를 실시하며, 성관계가 없는 여성은 복부초음파를, 성관계가 있었던 여성은 질식 초음파 검사를 실시한다.

6. 생리불순

생리가 불규칙한 경우 배란 장애로 인한 호르몬 불균형을 확인해야 하며, 검사법으로는 기초 체온법, 자궁경부점액검사, 초음파 검사, 자궁내막 검사, 뇌하수체 호르몬 검사 등이 있다.

7. 성병 검사

성병에는 바이러스(헤르페스, 인유두종, 에이즈), 박테리아(임질, 매독), 미생물(클라미디아), 기생충(트리코모나스) 등에 의한 감염이 있다. 일부의 경우는 여성의 분비물에 대한 균검사나 간단한 현미경 검사로 확인이 되나, 대다수는 혈액 검사나 바이러스 검사가 필요하다.

진료실에서 온 편지

딸에게 새 인생을 찾아 주고 싶어요

시대의 흐름에 따라 사람들의 성격과 취향과 가치관이 변하듯이, 환자들의 진료 양상도 예전과는 많이 달라지고 있다. 특히 성 풍속과 성 관념이 크게 달라지면서, 우리 산부인과 의사들은 그 변화를 피부로 느낄 때가 많다.

20년 전의 이야기로 기억된다. 50대의 중년 부인이 20대인 딸의 손을 잡고 병원을 방문하였다. 딸은 억지로 끌려온 듯 얼굴에 언짢고 불편한 기색이 가득했다. 부인은 심각한 얼굴로 결혼 적령기에 도달한 딸이 툭하면 가출을 해서 남자를 만나고 다닌다면서, 부모의 욕심인지는 모르겠으나 처녀막 재생수술을 시켜서라도 새로운 인생을 찾아 주고 싶다는 것이었다. 딸을 바른 길로 인도하고 싶은 부모의 마음을 어찌 모르겠는가. 나는 고개를 끄덕이며 일단 부인의 말에 공감을 표한 뒤, 완곡한 어조로 말했다.

"어머님의 뜻은 충분히 알겠습니다. 그런데 문제는 따님이 아직 미혼이라는 점입니다. 처녀막 재생술은 추후 배우자가 결정되고 난 다음에 해도 늦지 않습니다. 배우자가 결정되지도 않은 상태에서 수술을 받는 것은 사실상 큰 의미가 없습니다. 만의 하나, 나중에 결혼을 앞두고 또다시 수술을 해야 할 일이 생길 수도 있기 때문이지요." 그러나 부인의 고집을 꺾기에는 역부족이었다. 부인은 어떻게 해서든 처녀막 재생수술을 받게 해서, 딸의 인생이 변화하는 계기를 만들어 주고 싶어했다. 부인의 단호한 뜻에 따라, 딸은 결국 수술을 받게 되었다. 수술은 성공적이었다. 그러나 몇 개월 뒤, 나는 그 딸이 또다시 가출했다는 안타까운 소식을 접하게 되었다. 세상의 모든 부모님들은 자식들의 몸과 마음을 다 갖기를 원한다. 하지만 그것은 부모의 욕심일 뿐, 현실에서 그 뜻을 이루는 부모는 거의 없을 것이다. 20년이 지난 요즘의 세태는 어떠한가. 요즘은 아예 처녀막 재생수술을 원하는 부모나 자식을 구경할 수가 없다. 이 모든 게 시대의 요구요, 변화한 세월의 한 단면이 아니겠는가. 일선에서 진료하는 의사이자 자식을 둔 부모 입장에서, 그렇게 이해하면서도 때로 가슴 한 구석이 허전해지는 것은 왜일까.

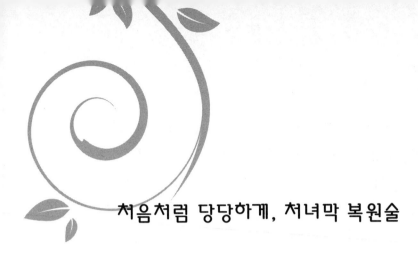

처음처럼 당당하게, 처녀막 복원술

배우자와의 첫 성관계 시 출혈 여부가 새출발을 위해 정신적인 도움이 될 수 있다면 처녀막 복원술을 고려해 볼 수 있다. 처녀막은 심한 운동이나 성관계 등이 반복됨에 따라 파열되는데, 그 손상 모양이 처음에는 일부 파열에서 삼각 모양으로, 원형 모양의 완전 파열의 순으로 진행된다. 처녀막이 파열될 때는 출혈이 아예 없거나 출혈이 많은 경우도 더러 있지만, 대개는 거의 소량의 혈흔이 묻는 정도에 그친다.

처녀막 복원술은 파열된 처녀막을 다시 봉합해서 복원하는 수술이

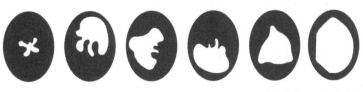

처녀막 원형　　상부파열　　측면파열　　하부파열　　삼각파열　　완전파열
〈처녀막의 파열 모양〉

다. 그런데 처녀막을 봉합하여 복원하였다 하더라도 여성의 질은 질염이 생기기 쉽고, 분비물이 많으며, 심한 운동이나 자전거 등 스포츠, 레포츠 활동으로 복원된 처녀막이 다시 손상받을 수가 있다.

처녀막의 수술 시기는 산부인과 전문의의 진찰 후 처녀막의 손상 정도에 따라 조정할 수 있지만, 일반적으로는 결혼을 2~3주 앞둔 시기가 가장 적당하다. 처녀막 복원술의 일차적인 목적은 첫 성관계 시의 출혈이지만, 만의 하나 다른 요인으로 인해 파열될 우려도 있으므로 처녀막을 원형으로 복원시키되 이중 봉합 방법을 써서 성관계를 하지 않으면 파열되지 않게 만드는 안전장치도 필요하다.

처녀막 복원술은 완전 파열이 아닌 경우를 제외하고는 통증을 많이 느끼지 않기 때문에 대개 국소마취로 시행한다. 수술 느낌을 원치 않는 여성의 경우에는 국소마취와 수면마취를 병행하기도 한다. 수술 시간은 파열 정도에 따라 다르지만 대체로 30분~1시간 정도 걸리며, 수술 1시간 후 바로 퇴원이 가능하므로 일상생활에 지장이 없다. 다만, 오래 걷거나 꽉 끼는 청바지를 입는 것은 수술 결과에 좋지 않다.

일반적으로 처녀막 복원술은 크게 세 가지로 나뉜다.

1. 부분 절제 후 봉합법

처녀막의 일부분만 파열되었거나 처녀막의 측면 · 하부 · 상부만 파열된 경우 파열된 부분을 일부 절제한 후 녹는 실로 봉합하여 처녀막을 완전하게 재생하는 것으로, 가장 손쉬운 수술 방법이다. 또, 처녀막의 손상된 모양이 측면이나 삼각 모양일 경우에는 바깥의 손상된 부분은 정교하게 절제하고, 가느다란 녹는 실로 봉합하여 작은 구멍

모양으로 만든다.

2. 다중 격막 형성법

처녀막이 불규칙하게 파열되었거나 파열 정도가 심해서 부분 절제 후 봉합법이 어려운 경우에 시행한다. 질 입구 처녀막 자리 중간에 격막(칸막이)을 여러 개 만들어 주는 방법이다.

3. 4~8포인트 연결 봉합법

처녀막이 완전 파열 되어 전혀 남아 있지 않은 경우에는 정교하게 디자인된 이중 봉합 방법으로 질 입구 처녀막 자리에 주름 모양의 처녀막을 재생하는 방법이다.

처녀막 복원술에 사용되는 실은 백내장 수술이나 나팔관 연결술 같은 미세 현미경 수술에 쓰이는 거미줄처럼 가는 실이므로 육안으로 보이지 않으며, 수술 방법에 상관 없이 흉터가 전혀 남지 않으니 안심해도 좋다. 또, 체내에서 안전하게 녹는 실이기 때문에 수술 후 실밥을 풀기 위해 따로 내원할 필요는 없다.

수술 후에는 무엇보다 청결 유지가 중요하다. 수술 후 1~2일 동안은 약간의 미세한 출혈이 있을 수 있으며, 녹는 실로 인해 1~2주일 정도는 냉처럼 팬티에 묻을 수도 있다. 처음 1주일은 반드시 한두 차례 내원하여 점검하는 것이 중요하며, 하루 3번 정도 미지근한 물이나 지노베타딘 세정액으로 뒷물을 해 주는 것이 좋다. 따뜻한 물로 샤워도 가능하다. 그리고 다시 1주일 뒤 마지막 점검을 받으면 된다.

처녀막 복원술과 질성형을 함께 하는 경우

미혼 여성이라 하더라도 잦은 성관계나 유산 등으로 인해 질 점막이 많이 늘어난 경우라면 처녀막 복원술과 질성형을 병행하는 것이 유리하다. 두 가지를 동시에 수술하는 것보다는 질성형 후 2개월 뒤 처녀막 복원술을 받는 것이 좋다.

처녀막 복원술과 소음순 성형을 함께 하는 경우

소음순이 비대하거나 어느 한쪽만 큰 여성의 경우에는 처녀막 복원술과 소음순 성형을 동시에 할 수 있으며, 미용적인 효과도 거둘 수 있다.

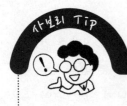

샤브리 Tip

앵혈(鶯血)

조선 왕조 시대에 궁녀가 되기 위해서는 반드시 거쳐야 할 절차가 있었다. 이름하여, 앵무새 감별. 바로 처녀성을 확인하는 절차이다. 그 시대 사람들은 대체 처녀성을 어떻게 감별했을까. 12~13세의 미혼여성을 대상으로 실시한 앵무새 감별은, 앵무새의 피 한 방울을 처녀의 팔목에 떨어뜨려 피가 묻지 않으면 처녀가 아니라 해서 탈락시켰다고 한다.

현대인의 시각으로 보면 말도 안 되는 이야기지만, 실제로 있었던 일이다. 앵무새의 피 '앵혈'은 이후 아름답고 순결한 처녀를 상징하는 말이 되었다. 몇 년 전 개봉돼 많은 화제를 뿌렸던 '스캔들-조선남녀상열지사'라는 영화를 보면, 권모술수에 능한 조씨 부인(이미숙 분)은 자신의 몸을 허락하겠다는 조건으로 한량 조원(배용준 분)과 내기를 한다. 조씨 부인의 요구는 바로, 혼전 사별한 뒤부터 줄곧 정절을 지켜 온 숙부인 정씨(전도연 분)를 함락시켜 정씨의 '앵혈'을 가져오라는 것이었다. 정씨를 품에 안은 조원은 명주 수건에 앵혈을 묻혀 조씨 부인에게 보내는데, 결국 앵혈이란 처녀막이 터지면서 새어나오는 피로 '숫처녀'임을 상징하는 것이었다.

진료실에서 온 편지

아프냐, 나도 아프다

아침부터 굵은 장맛비가 내리던 어느 여름날이었다. 억수같이 쏟아지는 비 때문에 병원을 찾는 환자가 많지 않았다. 이른 점심을 마친 나는 묵은 잡지를 뒤적이며 모처럼 한가한 시간을 보내고 있었다. 그때 진료실 문을 두드리는 가벼운 노크 소리가 들려왔다.

"네, 들어오세요."

나는 잡지를 덮으며 문 쪽을 바라보았다. 문을 열고 들어선 사람은 단정한 차림에 눈매가 시원한 20대 후반의 여성이었다. 화장기가 없음에도 눈에 확 뜨이는 미인이었다. 그녀는 내 앞에 앉고 나서도 한참을 머뭇거렸다.

"저⋯⋯."

나는 조용히 앉아서 그녀가 입을 열기를 기다렸다.

"10년쯤 전에, 그러니까 고등학교 시절에 모르는 남자들에게⋯⋯."

그녀의 커다란 눈에 물기가 고이는 걸 보면서 나는 그녀의 아픈 사연을 짐작

할 수 있었다. 게다가 그녀는 '남자'가 아니라 '남자들'이라고 표현한 것이다. 나는 말없이 고개를 끄덕였다.

"그 이후 남자들이 무섭게만 느껴져서 남자 친구를 사귀는 것은 고사하고 그 흔한 미팅도 한번 못 하고 대학 4년을 보냈어요. 처음에는 악몽 때문에 잠을 이루지 못하고 정신과 치료를 받아야 했을 정도로 끔찍한 고통이었는데, 그래도 시간이 지나니까 아픈 기억도 조금씩 잊혀지기 시작하더군요. 대학을 졸업하고 취업을 했는데, 직장에서 괜찮은 남자를 만나게 되었어요."

서로 호감을 느낀 두 사람은 자연스럽게 연인 관계로 발전했다고 한다. 그는 자상하고 배려심 많은 남자였고, 그녀는 그와 함께하는 시간들이 너무나 행복했다고 한다. 그런데 지난 주말, 그에게서 정식으로 청혼을 받고부터 남모르는 고민에 휩싸이게 됐다. 오랫동안 잊고 살았던 10년 전의 끔찍한 기억이 되살아나면서 다시 잠자리에서 악몽을 꾸기 시작한다는 것이다.

"그 사람은 여자의 순결을 고집하는 고루한 남자는 아니에요. 그런데 제가 언젠가 그 사람에게 연애가 처음이라고 말한 적이 있거든요. 거짓말은 아니죠. 사실 누굴 사귀어 본 적도 없고, 그 사람이 첫사랑이니까요. 그런데 왠지 청혼을 받고 보니, 혹시나 그 사람이 나를 처녀로 생각하는 건 아닐까 걱정이 되는 거예요. 첫날밤 내가 처녀가 아니라는 걸 알면 실망하지 않을까, 온갖 생각이 들면서 잠을 이룰 수가 없어요. 그렇다고 결혼 이야기가 나온 이제 와서 사실을 털어놓는 것도 구차하기만 해서……."

나는 고개를 끄덕였다. 몹시 마음이 아팠다. 그녀는 파렴치한 성폭행의 피해자일 뿐인데, 그 일이 십년이 지난 지금까지도 발목을 잡고 있는 것이다. 누구에게도 말 못하는 비밀을 안고 사는 그녀가 측은하고 가엾게만 여겨졌다. 얼마나 억울하고 얼마나 아프겠는가.

또래 젊은이들처럼 자유롭게 혼전 섹스를 즐기다가 결혼에 앞서 그 자유의 흔적을 지우려 산부인과를 찾은 것도 아니고, 아무 죄 없이 몹쓸 일을 당하고 십년 이상을 고통 속에 살면서 사랑하는 사람과의 결혼이라는 인생 최고의 행복한 순간도 마음껏 누리지 못하는 이 젊은 여성이 너무나 안쓰러웠다.

나는 그녀의 행복한 결혼 생활을 진심으로 기원하며, 정성을 다해 처녀막 재생술을 해 주었다. 수술 후의 경과도 만족스러웠다. 마지막 진료가 있던 날, 그녀는 내게 깊숙이 고개를 숙이며 감사를 표했다. 나는 병원문을 나서는 그녀의 뒷모습을 바라보며, 그녀가 누구보다 행복한 결혼생활을 하기를 진심으로 기원했다.

산부인과 의사 생활을 오래 하다 보면 수많은 여성들의 구구절절한 사연을 듣게 되고, 자연 그녀들의 아픔에 공감하는 마음도 커지게 되는 것 같다. 몇 년 전, 화제의 드라마 '다모'에서 종사관 윤이 채옥의 팔의 상처를 싸매 주며 "아프냐? ……나도 아프다."라고 읊조리는 장면을 보고 나도 모르게 고개를 끄덕였다.

"아프냐? ……나도 아프다."

바로 그 마음이 우리 산부인과 의사들의 마음이기 때문이다.

사보리네트워크 회원 병원 리스트

■ 서울

루쎄여성의원
원 장   홍승호
주 소   서울시 강남구 역삼동 815 점프밀라노 9층 루쎄여성의원
전 화   02-3482-2300

미래아이산부인과
원 장   양원규
주 소   서울시 강서구 등촌동 630-12 미래아이산부인과
전 화   02-3665-2002

메디아이여성병원
원 장   배덕호
주 소   서울시 노원구 상계동 373-71번지 메디아이여성병원
전 화   02-936-2122

씨에라산부인과
원 장   정은주
주 소   서울시 중구 서소문동 97-2 블루베리빌딩 5층 씨에라산부인과
전 화   02-777-3553

미즈여성산부인과
원 장   오신정
주 소   서울시 종로구 창신동 303번지 2층 미즈여성산부인과
전 화   02-2232-7771

하나여성의원
원 장   김윤형
주 소   서울시 송파구 잠실동 181-3 효창빌딩(아웃백건물)2층 하나여성의원
전 화   02-419-2004

■ 경기

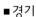

한사랑산부인과
원 장   최 은
주 소   경기도 시흥시 장곡동 817-3번지 한사랑산부인과
전 화   031-317-8374~5

이기철여성의원
원 장   이기철
주 소   경기도 안양시 만안구 석수2동 326-13 이기철여성의원
전 화   031-473-0181

■인천

삼성산부인과
- 원장 함경렬
- 주소 인천광역시 남구 주안동 1468-5 삼성산부인과
- 전화 032-451-0000

■충청

에덴산부인과
- 원장 박채웅
- 주소 충남 천안시 쌍용동 1006번지 에덴산부인과
- 전화 041-578-3575

전권희산부인과
- 원장 전권희
- 주소 충북 청주시 흥덕구 가경동 1201번지 전권희산부인과
- 전화 043-233-7338~9

■대전

미소담산부인과
- 원장 상미란
- 주소 대전광역시 중구 은행동 13-1 SAS빌딩 은행탑 2층 미소담산부인과
- 전화 042-224-8800~1

■광주

자모스프링여성의원
- 원장 장환호
- 주소 광주광역시 동구 산수동 536-20 3층 자모스프링여성의원
- 전화 062-227-0023

■부산

본메디여성어린이병원
- 원장 이형근
- 주소 부산광역시 동래구 안락2동 595-9 본메디여성어린이병원
- 전화 051-525-0800